SUSANNE KINZELMANN-GULLOTTA

Die Yoga-Fußschule

GOLDMANN
Lesen erleben

Susanne Kinzelmann-Gullotta

Die Yoga-Fußschule

So werden Füße, Beine und Rücken wieder schmerzfrei

GOLDMANN

Sollte diese Publikation Links auf Webseiten Dritter enthalten, so übernehmen wir für deren Inhalte keine Haftung, da wir uns diese nicht zu eigen machen, sondern lediglich auf deren Stand zum Zeitpunkt der Erstveröffentlichung verweisen.

 Dieses Buch ist auch als E-Book erhältlich.

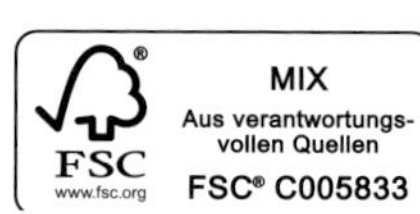

Verlagsgruppe Random House FSC® N001967

3. Auflage
Originalausgabe April 2016

Neumarkter Straße 28, 81673 München
Umschlaggestaltung: UNO Werbeagentur, München
Umschlagmotiv: Getty Images / DNY59
Lektorat: Ralf Lay, Düsseldorf
Bildredaktion und Leitung der Fotoproduktion: Anka Hartenstein
fm · Herstellung: cb
Satz: Satzwerk Huber, Germering
Druck: Těšínská tiskárna, a. s., Český Těšín
Printed in Czech Republic
ISBN 978-3-442-22151-6

www.goldmann-verlag.de

Inhalt

Einleitung
Von der Tänzerin zur Fußtherapeutin: Mein Weg zum Yoga der Erde

Vor einigen Jahren – mitten in der Phase, in der ich meine eigenen Füße erforschte – las ich in dem Buch *Die Wolfsfrau* von Clarissa Pinkola Estés die Geschichte einer Indianerin. Sie beschrieb, wie es sich anfühlte, als sie zum ersten Mal in ihrem Leben Schuhe trug: Sie habe sich gefühlt wie mit Augenbinden an den Füßen. Die Worte haben mich sehr berührt, erfuhr ich doch über meine eigenen Füße und über die der vielen Menschen, die ich schon behandeln und wiedererwecken durfte, auf eindrückliche Weise einmal mehr, dass diese anatomischen Wunderwerke tatsächlich auch »umfassende Wahrnehmungsorgane« sind. Sie weisen uns den Weg im Leben auf diesem wunderbaren Planeten. Daher verstehe ich sie als »Augen der Erde« … So entstand der Name meiner Praxis, der Ganzheitlichen Fußschule, und schließlich auch das Yoga der Erde.

Auf die eigenen Füße wurde ich sprichwörtlich zurückgeworfen, als ich mich vor über dreißig Jahren nach mehreren »Gastspielen« an diversen Universitäten schließlich für eine professionelle Tanzausbildung entschied. Bei den vielen täglichen Trainingsstunden machten meine geschundenen Füße ziemlich schnell schlapp, sie schmerzten in den Gelenken und wurden wund. Sie »funktionierten« irgendwie nicht richtig und waren, um es kurz zu sagen, so etwas wie die Stiefkinder meines Körpers!

Ehrlich gesagt, mochte ich meine Füße bis zu diesem Zeitpunkt auch gar nicht so richtig leiden. Ich fand sie hässlich und war nie wirklich zufrieden mit ihrer »Leistung«. Als Kind schon waren mir vom Arzt Knick-Senk-Spreizfüße diagnostiziert und Einlagen verschrieben worden, die ich als unästhetisch und unangenehm empfand. Sie erschienen mir beinah wie Prothesen. Diese kindliche Wahrnehmung sollte sich später noch verfestigen …

Unzufrieden mit meinen Füßen, aber etwas versöhnt durch die Unterstützung meines späteren Lebenspartners, der mir abends liebevoll meine geschundenen »Feuerfüße« mit kalten Waschlappen gekühlt hatte, begann ich nun, mich diesen vernachlässigten Körperteilen zuzuwenden und sie zu erforschen. Mit einer Tanzlehrerin, die sich auch mit der Feldenkrais-Therapie beschäftigte, machte ich erste Erfahrungen damit, dass man bestimmte unökonomische Bewegungsmuster auch in den Füßen verändern kann. Meine »Stiefkinder« wurden etwas gesünder, sie und ich kamen uns ein wenig näher.

Eine homöopathische Ärztin meinte seinerzeit zu meinen Problemen: »Na ja, wir sind ja auch ziemlich weit weg von unseren Füßen.« Damit beschrieb sie genau, wo wir unseren Wahrnehmungsschwerpunkt haben: meist zu weit oben angesiedelt, eher im Kopfbereich. Zur Erde und unserer grundlegenden Verbindung mit ihr haben wir in unserem Kulturkreis oft den Kontakt verloren.

Über die Probleme mit meinen eigenen Füßen wurde ich also unweigerlich »nach unten gezogen«, und ich begann, meinen Körper über verschiedene Therapien wie Rolfing und Atemtherapie tatsächlich von unten nach oben neu aufzubauen, was ich darüber hinaus gut ins Tanztraining übertragen konnte.

In dieser Zeit entdeckte ich auch meine Liebe zum afrikanischen Tanz. Im Gegensatz zum klassischen Ballett, in dem man darauf hintrainiert, den Körperschwerpunkt möglichst nach oben zu verlagern, ja, im Spitzentanz geradezu schwebend abzuheben, bewegt man sich im afrikanischen Tanz barfuß im Einklang mit den Kräften der Erde. Die vermeintlichen Stampfbewegungen sind im Grunde ein liebevoller, sanfter Kontakt zwischen den Füßen und dem Boden. Man schöpft letztlich Kraft aus der Erde, um dann ebenfalls in Luftsprüngen abheben zu können. Je beweglicher die Füße und die Fußgelenke dabei sind, umso größer ist auch die Sprungkraft.

Allmählich freundete ich mich so mit meinen eigenen Füßen an und behandelte sie nicht weiter wie Stiefkinder. Mein Forschergeist war geweckt, hatte ich durch bewussten Einsatz meiner Füße doch schon wesentlich mehr zum Positiven verändern können als durch jahrelanges Tragen von Einlagen.

Ein weiteres Aha-Erlebnis hatte ich dann zehn Jahre später während meiner Yoga-Ausbildung, als ich mit der Spiraldynamik von Dr. med. Christian Larsen aus Zürich in Kontakt kam. Diese besagt im Grunde, dass unsere Muskulatur spiralisch um die Knochen angeordnet ist und das Aufrichtungsprinzip im Körper, das in den Füßen beginnt, ebenso verläuft. Über diese Technik lernte ich in kurzer Zeit, meine eingesunkenen Fußgewölbe wiederaufzubauen und meinen Hallux valgus (»Ballenzeh«) zu reorganisieren (der Begriff ist gebildet aus den lateinischen Wörtern *hallus* und *hallex* für »großer Zeh« und *valgus* für »krummbeinig, schief«).

Nach diesem – aus schulmedizinischer Sicht – »Wunder« ließ mich das Thema nicht mehr los: Ich kreierte spezielle Fußchoreografien und Hommagen an die Füße und legte während meiner tanzpädagogischen Arbeit großes Augenmerk auf deren »Ausbildung«.

Während jener Zeit machte ich auch die ersten Beobachtungen, wie gut aufgebaute Füße sich auf das Selbstbewusstsein und die Durchsetzungskraft im Leben auswirken können. Eine maltherapeutische Ausbildung unterstützte damals noch meine künstlerische Arbeit, vor allem mit Kindern. Reagiert unser Körper und damit die Selbstheilungskraft doch sehr auf innere und äußere Bilder. Ich erlaubte meinen Schülern damals, auch im Ballettunterricht die Schuhe auszuziehen und bewusst mit den Füßen zu tanzen.

Nach Augustinus ist der Tanz ein Gebet mit den Füßen, für mich ebenso ein Gebet für Mutter Erde. Dieser spezielle Bezug hat mich dann auch später während einer viele Jahre andauernden Ausbildung bei Dr. Harvey Mette Silverfox, einem nordamerikanischen indianischen

Körperheiler, sehr berührt. Die Erfahrungen jener Zeit bilden eine weitere Basis in der Entwicklung der ganzheitlichen Fußschule, die letztlich mit den Selbstheilungs- und Wahrnehmungskräften in unserem Körper arbeitet.

Ein dritter, sehr wichtiger Grundpfeiler entwickelte sich während vieler Jahre der Erfahrung in meiner Praxis – über die Beobachtung der verschiedensten Füße und ihrer »Geschichten«. Er geht zurück auf die Entdeckung der Lebenswelle, ein energetisches und bewegungstechnisches Grundprinzip im Fuß und in der Wirbelsäule. Daraus ergab sich eine wirkungsvolle diagnostische und therapeutische Möglichkeit, mit den verschiedensten Fußproblemen und ihren Ursachen umzugehen. Aus all diesen Erfahrungen zu den Zusammenhängen zwischen unseren Füßen, dem übrigen Körper und der Seele sind schließlich das Yoga der Erde und dieses Buch entstanden.

In einem gesonderten Kapitel werde ich noch ausführlicher auf die Lebenswelle eingehen. Machen wir uns nun auf den Weg und beginnen wir mit dem ersten Schritt, unsere Füße zu erforschen, um sie mit diesem Wissen auf dem wunderbaren Erdenweg, den sie uns weisen, zu unterstützen.

I.
Wissenswertes zum Yoga der Erde

Fußprobleme – eine Zivilisationskrankheit?

Unsere Füße tragen uns im wahrsten Sinne des Wortes durchs Leben, im Ganzen immerhin ein- bis dreimal um die Erde. Das können bis zu 120000 Kilometer sein – ein guter Grund, ihnen mehr Beachtung zu schenken, als wir das in unseren westlichen Gesellschaften üblicherweise tun. Am besten schon, bevor »der Schuh drückt«! Dabei ist es nicht immer der Schuh, der drückt, vielmehr melden sich unsere Füße auch, wenn sie Aufmerksamkeit für andere Bereiche des Körpers oder der Seele wecken wollen, indem sie Beschwerden entwickeln. Schon unsere Umgangssprache besagt so, wie eng unser Wohlbefinden mit unseren Füßen zusammenhängt. Nicht von ungefähr fragen wir nämlich: »Wie geht's, wie steht's?« Wenn die Füße nicht mehr mitmachen, dann »geht« manchmal fast gar nichts mehr.

Als ich vor einigen Jahren das erste Mal Indien bereiste, dachte ich mir, in diesem Land wäre ich wohl arbeitslos. Mein hoch sensibilisierter »Fußblick« wurde mit wunderschönen, meist gesunden und sehr beweglichen, ja oft sogar geschmückten Füßen verwöhnt. Die von »Heiligen« wurden sogar verehrt und geküsst. Etwas Ähnliches gibt es zwar auch in unserer Kultur, der Papst küsst einmal im Jahr, gründonnerstags, Strafgefangenen die Füße. Dies ist sicherlich eine schöne und tief gehende Geste, die aber nur sehr wenigen Menschen zuteilwird.

In der fernöstlichen Barfuß- beziehungsweise Sandalenkultur konnte ich auf jeden Fall keine der in unseren Breitengraden üblichen Fußprobleme entdecken. Viele Menschen leben anderenorts wesentlich »bodennäher« als wir. Auch zahlreiche soziale Rituale und Beschäftigungen wie Essen, Trinken, Beten und Arbeiten finden dort auf dem Boden statt. Diese Menschen sind oft bis ins hohe Alter wesentlich beweglicher als wir und verlieren nicht so schnell den Kontakt zu Mutter Erde.

Bei uns spielen sich sehr viele Aktivitäten abgehoben vom Boden ab. Wir sitzen auf Stühlen, erheben uns mit High Heels, arbeiten ein bis mehrere Stockwerke höher in Hochhäusern. Viele Zivilisationsfüße sind das ganze Jahr über in Schuhe und Strümpfe verpackt und dürfen nicht mehr den direkten Kontakt zur Erde spüren. Arbeiten auf und mit der Erde erledigen meist »kopfgesteuerte« Maschinen, und wenn wir zu Fuß unterwegs sind, geschieht dies in der Regel auf versiegelten Untergründen. Mit genormten Treppenabständen müssen unsere Füße nicht mehr »mitdenken« beziehungsweise aufmerksam sein, sie schlafen mehr oder weniger vor sich hin und müssen in erster Linie als »Fortbewegungsmittel« funktionieren.

Insgesamt sind wir also in einer sehr kopfgesteuerten Kultur unterwegs und haben viel Boden unter den Füßen verloren. Die immer häufiger auftretenden Fußprobleme in unserer Zivilisation sind meines Erachtens ein fast kollektiver Schrei unserer Füße nach Mutter Erde, nach Aufgehobensein, nach Getragenwerden. Sie drücken oft die Sehnsucht aus, seinen eigenen Weg in seinem individuellen Tempo auf dieser Erde finden zu dürfen, aber auch das Bedürfnis, auszuruhen auf einem Stückchen Erde unter unseren Füßen, das zu uns gehört.

In meine Praxis kommen Menschen aller Altersstufen mit Beschwerden bei Knick-Senk-Spreizfuß, Hallux valgus, Hammerzehen, Hohlfuß oder Fersensporn. Die Natur hat aber manchmal auch recht ausgefallene Ideen, um uns auf unsere mangelnde Erdung aufmerksam zu machen. Es zeigen sich dann ganz individuelle Verformungen der Zehen oder andere Phänomene. Wahrnehmungsstörungen und erhöhte oder verringerte Sensibilität sind ebenfalls oft ein Thema. Manche Klienten kommen aber auch ohne ein konkretes Fußproblem zu mir, wenn sie spüren, dass sie innerlich oder äußerlich von ihrem Lebensweg abgekommen sind, in Neufindungsphasen und nach körperlichen oder seelischen Traumata. Oft haben sie ein gesundes und natürliches Bedürfnis, wieder »Boden unter den Füßen zu finden«, was so nötig ist, um sich gut fortbewegen und seelisch sowie geistig entwickeln zu können.

Eine meiner ersten Klientinnen war Elke, Ende fünfzig. Sie befand sich in einem desolaten Zustand, als sie während eines Urlaubs in Bayern zu mir in die Praxis kam. Sie litt unter heftigsten Allergien und Unverträglichkeiten verschiedenster Art, ihr Körper war sehr aufgeschwemmt wegen des Kortisons, das sie einnehmen musste. Sie hatte einige zum Teil missglückte Operationen hinter sich und lebte in einem Bundesland, das vom »Temperament« her so gar nicht dem ihren entsprach. Zu mir gefunden hatte sie über ihre Füße, die wahrhaft Kapriolen schlugen. Der zweite und dritte Zeh beider Füße hatten sich fast in einer X-Form übereinandergeschoben und zeigten nun komplett in die Höhe. Sie war völlig verzweifelt, weil sie so nicht mehr wandern konnte, was nach ihren Worten damals ihre einzige Freude im Leben war.

Ich untersuchte ihre Füße, erklärte ihr die Funktion der Fußgewölbe mithilfe eines aufgeschnittenen halben Tennisballs und bot ihr dann eine Behandlung nach der ganzheitlichen Fußschule. Durch die Lebenswelle entspannten sich ihre Füße und ihr Nervensystem sichtlich, und sie fühlte sich nach der Behandlung nach eigenen Worten gut.

Einige Tage später rief sie mich ganz aufgeregt an und erzählte mir folgende Geschichte: »Ich träumte in der Nacht nach der Behandlung, ich sei Pippi Langstrumpf und bände mir spiralartige Federn unter die Füße, wodurch ich große Luftsprünge ausführen konnte, was großen Spaß machte. Am nächsten Morgen kam mir dann folgende Idee: Ich ging zum Sportgeschäft, kaufte einen Tennisball und sagte: ›Bitte schneiden Sie mir den auf.‹ Der Verkäufer war etwas verwundert, tat aber wie ihm geheißen. Dann packte ich mir meinen aufgeschnittenen Tennisball und ging zum Orthopädieschuhmacher, legte die beiden Tennisballhälften auf den Tresen und bat, mir bitte jeweils zwei Lederbänder mit Klettverschluss daran zu befestigen. Der Meister war ebenfalls etwas verwundert, dachte aber wohl, ich wolle ein Spielzeug für ein Kind herstellen lassen, und führte meinen Auftrag aus.

Mit meinen Hüpffedern ging ich glücklich nach Hause und probierte sie gleich in der Wohnung aus. Ich schnallte sie mir unters vordere Fußgewölbe, lief damit schwingend durch die Wohnung und war bester Laune.

Interessanterweise entspannten sich bei meinem Pippi-Langstrumpf-Gang die hochstehenden Zehen sichtlich und bewegten sich aus der X-Stellung heraus. Das bereitete mir große Freude, und ich sah auf körperlicher Ebene einen deutlichen Fortschritt. Aber es ging noch besser weiter!

Am Tag darauf war ich trotz schmerzender Füße ein wenig wandern. Da fiel mir ein Falke auf, der auf einem Zaunpfosten saß und mich ganz nah an sich herankommen ließ. Plötzlich hatte ich das Gefühl, der Falke habe auf mich gewartet. Als ich fast auf seiner Höhe war, erhob er sich, und es war mir so, als wolle er mir sagen: ›Elke, erheb dich und tu einen großen Schritt‹ – als habe er von seinem Herzen zu meinem gesprochen.

Nachdem er davongeflogen war, sagte ich mir zunächst: ›Elke, jetzt wirst du ein wenig infantil.‹ Aber egal, ich fühlte mich einfach gut und hatte für einige Augenblicke sogar meine Schmerzen vergessen.

Der Höhepunkt an diesem Tag sollte aber noch kommen: Als ich am Nachmittag so durch Murnau schlenderte, betrat ich einen Laden, um noch ein paar Souvenirs einzukaufen. Ganz versunken in meine Einkaufsüberlegungen, vernahm ich plötzlich ein Rauschen neben meinem Ohr und spürte einen intensiven Luftzug. Da saß plötzlich ein Falke ganz atemlos mit klopfendem Herzen vor mir auf dem Boden und äugte mich an. In diesem Moment wusste ich sofort: Das war ›mein‹ Falke, und ich würde nach Murnau umsiedeln!

Nachdem sich das Tier ein wenig beruhigt hatte, beratschlagte ich mit der Besitzerin des Ladens, was wir am besten tun sollten, um es nicht zu verletzen, während wir es wieder ins Freie brächten. Wir legten sanft ein Tuch um den Falken und entließen ihn dann in die Freiheit.

Nach diesem beeindruckenden Ereignis flog ich sozusagen in die Ferienwohnung zurück, berichtete meinem skeptischen Mann davon und sagte kurz entschlossen: ›Ich werde nach Murnau umziehen, kommst du mit?!‹

Dieser bemühte sich zunächst um Einwände und kam mit einigen ›Wenn‹ und ›Aber‹, doch für mich stand die Entscheidung fest, da ich eine bisher nicht gekannte Lebenskraft spürte, die mich komplett erfüllte. Diese Erfülltheit erfuhr einen Höhepunkt, als wir uns am nächsten Tag von unseren Vermietern der Ferienwohnung verabschieden wollten. Ich erzählte von meinem Wunsch, nach Murnau umsiedeln zu wollen, da gaben sie uns die Information eines Bekannten weiter, der ein Vierteljahr später eine schöne Wohnung zu vermieten habe. Wir machten gleich einen Besichtigungstermin aus, und mein Mann konnte nur noch staunen …«

Elke und ihr Mann siedelten tatsächlich von Hessen nach Bayern um und ließen ihr bisheriges Leben hinter sich. Sie genoss noch einige Zeit die ganzheitliche Fußschule und wurde von ansässigen naturheilkundlichen Ärzten begleitet. Ihr gesundheitlicher Zustand verbesserte sich erheblich, ihre beiden Zehen bekamen wieder Bodenkontakt, und sie führt ein glückliches Leben in ihrem geliebten Bayern.

Nach einer Sitzung in meiner Praxis gab sie mir einmal folgendes »Feetback«: »Susanne, seit der Erfahrung der ganzheitlichen Fußschule habe ich den Eindruck, *ich bin zur richtigen Zeit am richtigen Ort und treffe die richtigen Menschen, ich gehe* meinen *Weg im Leben mit dem Herzen …*«

Dies ist zugegebenermaßen keine alltägliche, aber eine wahre Geschichte, die eindrücklich klarmacht, wie unermesslich weise doch unser Körper und eben auch unsere Füße sein können, wenn es darum geht, uns unseren Heilsweg im Leben zu weisen.

Darum möchte ich als Nächstes auf die Anatomie der Füße eingehen und Sie dazu einladen, wie Elke selbst kreativ zu werden und Ihre Füße staunend wie ein Kind zu erforschen. Für unseren individuellen Heilsweg ist es nicht wichtig, die lateinischen Namen der Muskeln, Knochen und Gelenke zu kennen. Es geht vielmehr darum, diese Wunderwerke der Anatomie und ihre Wirkungsweise selbst zu erkunden und dabei die Schöpferenergie zu erfahren, die letztlich ja auch die Heilkraft ausmacht. Vielleicht ein wenig nach dem Motto: »Wenn ihr nicht umkehrt und werdet wie die Kinder …«

Kinder sind in der Regel unverbildet und offen, sie lernen durch Ausprobieren und Staunen, verinnerlichen so die Schöpferkraft und erfahren Lebensfreude. Probieren Sie in diesem Geiste aus, was Sie nun lesen werden, und erforschen Sie Ihre eigenen Füße unvoreingenommen. Staunen Sie und erfreuen Sie sich an Ihren Füßen, die Sie durch Ihr ganzes Leben tragen! Kehren Sie also um und werden Sie dabei ruhig auch mal ein wenig irrational!

Begreifbare Anatomie der Füße und Spiraldynamik

Die Füße sind die statische und energetische Basis unseres Organismus. Um sie verstehen und auch zum Guten hin verändern zu können, steht ganz am Anfang der Forscherdrang herauszubekommen, wie sie genau funktionieren. Wir können aber auch den Wunsch entwickeln, darauf zu horchen, was sie uns vielleicht über uns selbst, unseren Lebensweg, unsere Stolpersteine im Leben wie auch über unsere Gaben und Talente verraten können. So kann unser Forschungsprojekt allmählich zu einer ganzheitlich ausgerichteten Heilreise werden. Denn die vielfältigen Aufgaben der Füße sind auf verschiedenen Ebenen angesiedelt.

Unsere Füße müssen zum einen das ganze Körpergewicht auf relativ geringer Fläche tragen, zum anderen müssen sie in sich beweglich und flexibel sein, damit der Laufvorgang überhaupt möglich wird. Daher ist der Fuß in viele kleine und mittlere Knochen und Knöchelchen aufgeteilt, wobei sich die Größe und Form der Knochen entsprechend ihrer Aufgabe entwickelt haben. Die Ferse zum Beispiel ist hier der stärkste Knochen, auf ihr lastet auch das meiste Gewicht. Nach vorn hin werden die Knochen immer feiner, zunächst, um den Abrollvorgang über-

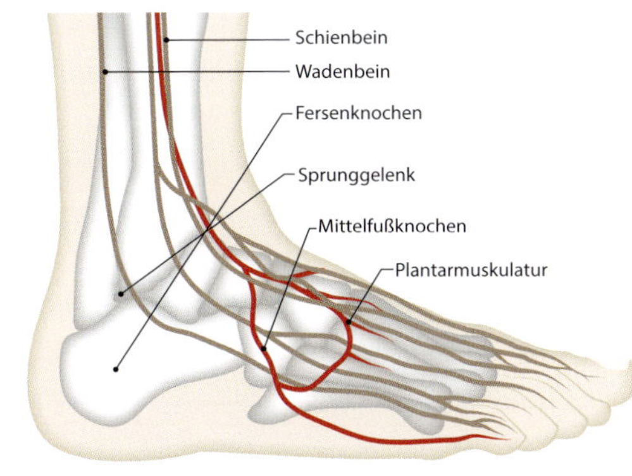

Anatomie der Füße

haupt erst möglich zu machen. Die Zehenknochen bilden dann die feinsten Glieder des Fußes, geht es hier beim Laufvorgang im natürlichen Sinne doch eher um das Erspüren des Bodens und das letzte Abrollen.

Sehr interessant in Hinblick auf die Statik sind die beiden Fußgewölbe. Denken Sie an das Gewölbeprinzip in der Architektur: Ein Gewölbe ist ideal dazu geeignet, Gewicht zu verteilen, und kann trotzdem noch flexibel gestaltet werden.

Das Längsgewölbe

Das Längsgewölbe hat die Aufgabe, das Körpergewicht auch beim Laufen auf den Fuß zu verteilen, und wird ein klein wenig durch keilförmige Knöchelchen im mittleren Teil des Fußes vorgestaltet.

Die Hauptaufgabe der Aufrichtung des Längsgewölbes übernimmt aber eine ganze Muskelgruppe, der »Steigbügelmuskel«, der sich vereinfacht ausgedrückt spiralig um die Beinknochen windet.

Hierbei wird auch das Verhältnis Fußmitte, Knie und Hüfte deutlich. Sinken die Knie nach innen, werden die Längsgewölbe flach. Steht die Kniescheibe genau über der Fußmitte (zweiter/dritter Zeh), richten sich die Fußgewölbe auf.

Probieren Sie das aus! Lassen Sie die Knie beim Stehen nach innen sinken, und Ihre Längsgewölbe werden einsinken; öffnen Sie die Knie bis

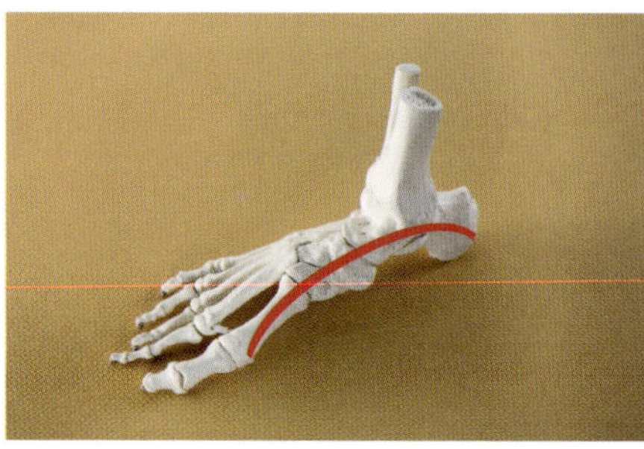

Fußskelett mit Längsgewölbe

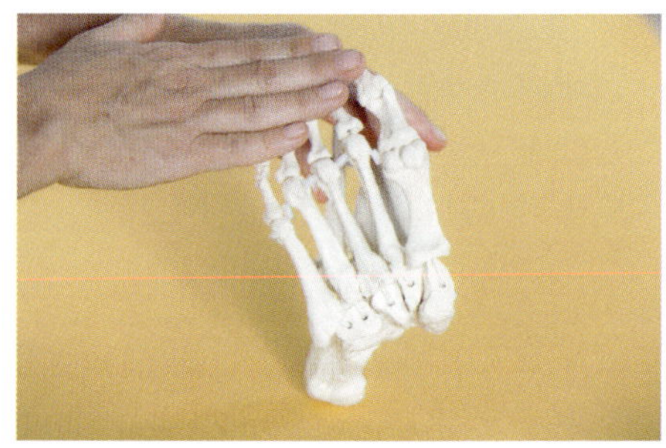

Keilförmige Knöchelchen in der Fußmitte

mindestens über den zweiten/dritten Zeh, und Ihr Gewölbe wird sich aufrichten. Bei Kindern sage ich immer: »Da muss sich ein kleines Küken drunter verkriechen können.«

Diese Aufrichtung des Längsgewölbes, das vereinfacht ausgedrückt durch ein spiraliges Aufschrauben des ganzen Beins entsteht, ist im Grunde die Basis der Spiraldynamik. Wie gesagt ist die Spiraldynamik eine von Dr. Christian Larsen entwickelte Bewegungslehre und basiert auf der Grundbeobachtung, dass die Muskeln spiralig um die Knochen angelegt sind, um so koordinierte und effiziente Bewegungen ausführen zu können. Dieses Prinzip findet sich vielfach im ganzen Körper. Im Grunde ist der menschliche Aufrichtungsprozess ein spiraliger und beginnt in den Füßen.

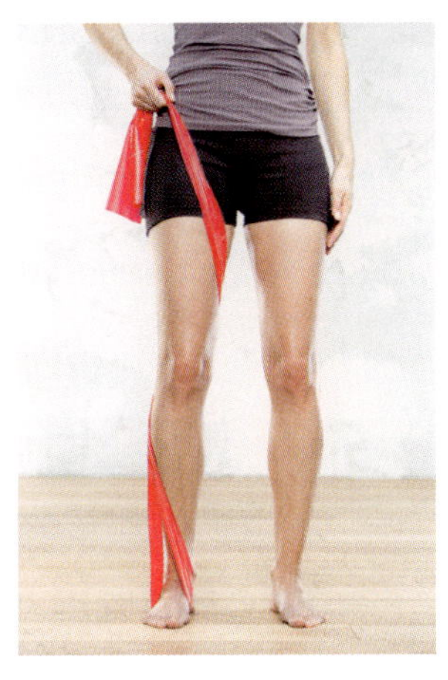

Steigbügelartige Muskelgruppe

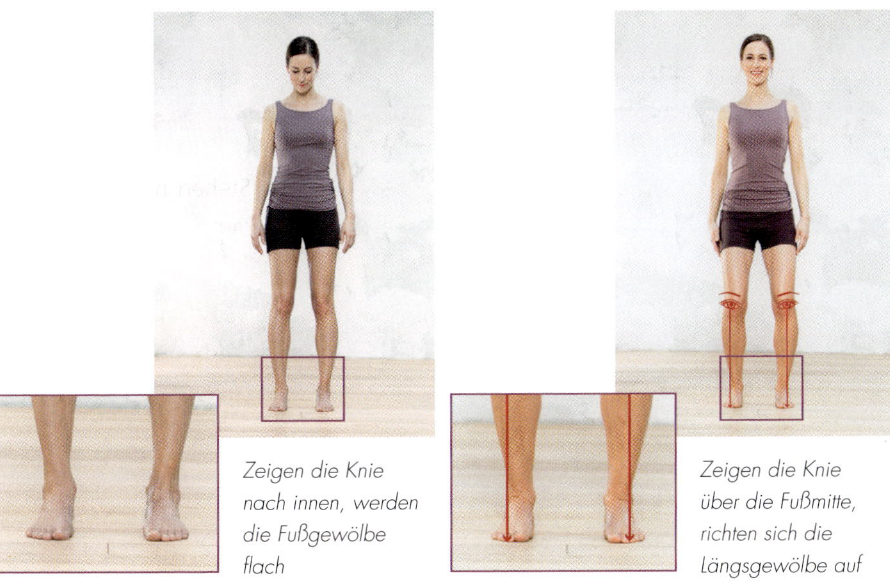

Zeigen die Knie nach innen, werden die Fußgewölbe flach

Zeigen die Knie über die Fußmitte, richten sich die Längsgewölbe auf

Das Quergewölbe und natürliches Gehen

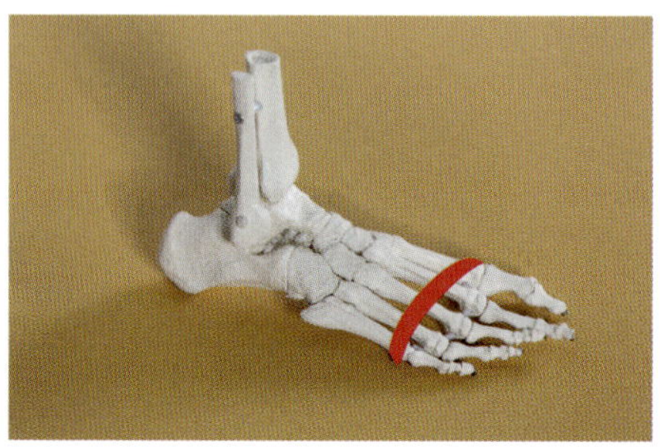

Fußskelett mit Quergewölbe

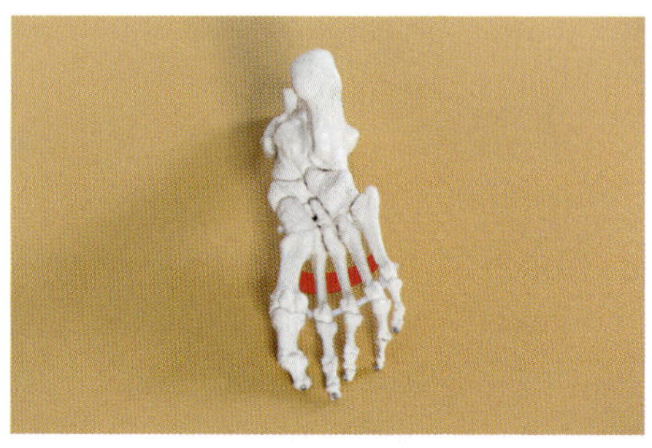

Bändchenmuskulatur zwischen den Mittelfußknochen

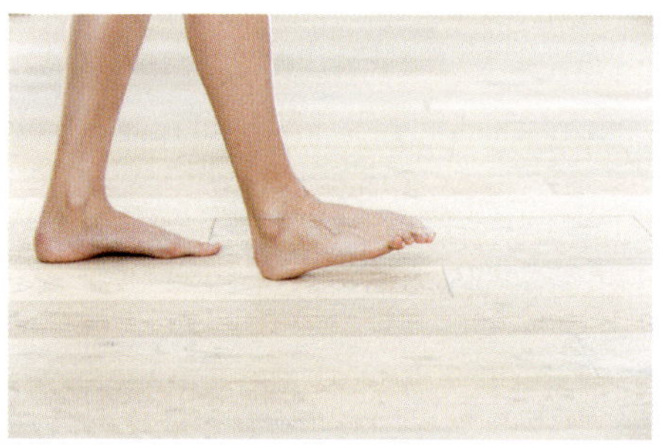

Die Zehen des rechten Fußes sind entspannt, und das Quergewölbe wölbt sich leicht in der Luft …

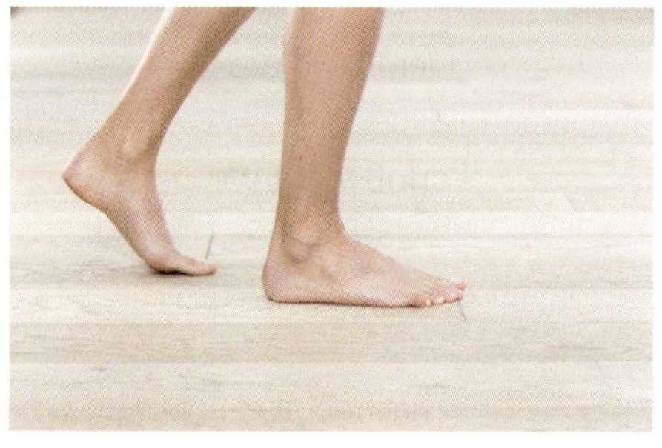

… der Vorfuß setzt auf, und das Quergewölbe wird fast flach …

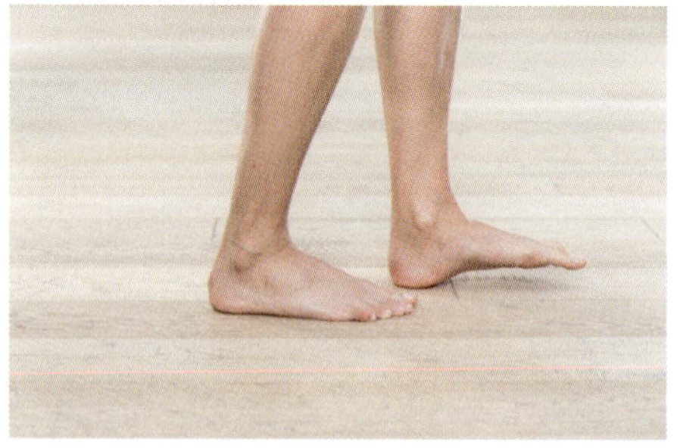

… während der Gewichtübertragung beginnt das Quergewölbe des hinteren Fußes, sich zu aktivieren …

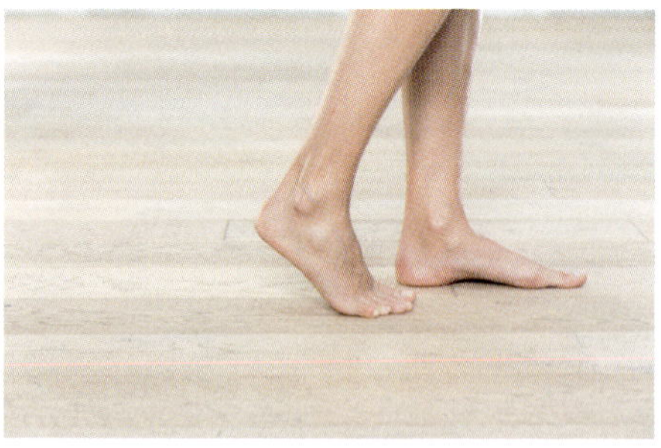

… um sich dann mit entspannten Zehen vom Boden abzustoßen und wieder das Quergewölbe zu bilden

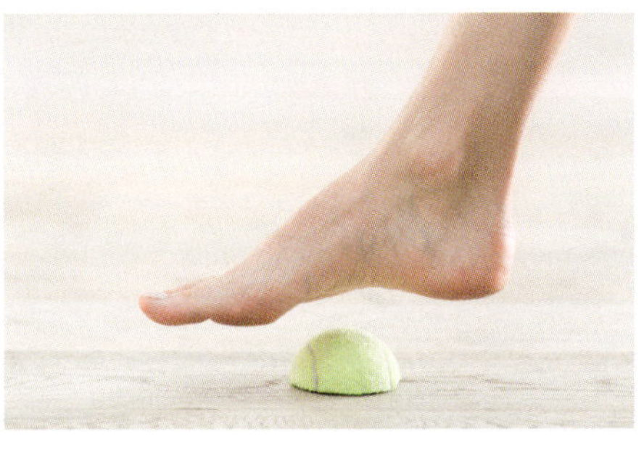
Der Vorfuß mit entspannten Zehen …

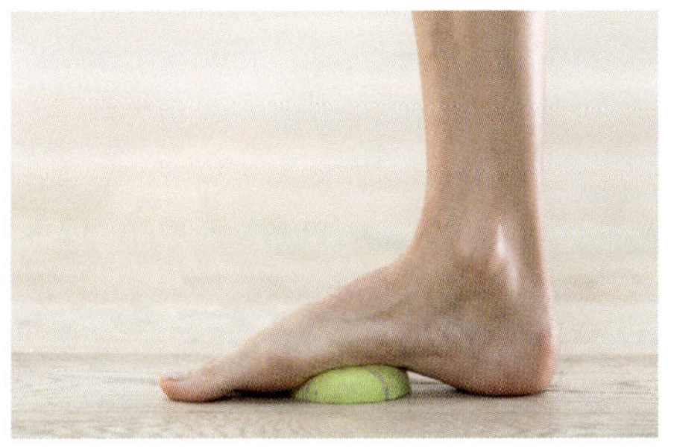
… schwingt wie eine Feder

Das Quergewölbe ist nicht durch knöcherne Strukturen gehalten, sondern allein durch Muskeln, Bänder und Sehnen.

Es hat neben der Gewichtsverteilung im Vorfuß noch eine wichtige Funktion während des Laufvorgangs: Beim natürlichen Gehen kommt der Vorfuß beim Abrollvorgang fast flach auf die Erde, in der Luft wölbt sich das Gewölbe nach oben, somit entsteht eine Art »Swingeffekt«, und die Zehen bleiben in jeder Phase des Laufens entspannt.

Der Vorfuß wirkt wie eine runde Feder. Das ist dieser natürliche »Swing« im Vorfußgewölbe, den Elke mit ihren »Pippi-Langstrumpf-Federn« nachgebaut hat … und prompt verbesserte sich ihre Laune! Das Vorfußgewölbe hat neben dem Sprunggelenk auch viel mit unserem Gefühl der Leichtigkeit, dem »Swing« im Leben und der Lebensfreude zu tun.

Die Entwicklung der Fußgewölbe

Als Baby kommen wir mit Plattfüßchen zur Welt, das heißt ohne Fußgewölbe, da die Füßchen die erste Zeit noch kein Gewicht tragen müssen. Hände und Füße haben die ersten Lebensmonate ganz ähnliche Aufgaben, sie dienen zum Erforschen und Wahrnehmen der Welt, erstes »Begreifen« wird möglich. Erst mit Erlernen des aufrechten Gangs werden die Füßchen angeregt, ihre neue Aufgabe zu übernehmen. Nach und nach verschwinden die schützenden Fettpölsterchen an den Sohlen, die Wahrnehmung wird feiner, und langsam bilden sich die Längsgewölbe in einem dynamischen, spiraligen Aufrichtungsprozess. Die Entwicklung der Fußgewölbe steht also in direktem Zusammenhang mit der Aufrichtung des Menschen.

In dieser Zeit brauchen die Kinderfüße viele Impulse über die Fußsohlen, und wir tun gut daran, die Füßchen unserer Kinder nicht gleich in feste Schuhe zu verpacken, da dieser Aufrichtungsprozess eine Reaktion auf die Gegebenheiten des Bodens ist, die gespürt werden wollen. Somit ist es sehr gut, den Kinderfüßchen möglichst viele verschiedene Erfahrungen zu gönnen, damit sie sich optimal entwickeln können. Evolutionsbedingt gehört es nämlich zu unserer »artgerechten« Entwicklung, dass wir die verschiedenen Untergründe über die Füße zu unterscheiden lernen. Stellen Sie sich einen Urmenschen im Urwald vor, der vom Krabbeln ins Laufen übergeht. Da gibt es Moos, Steine, Wurzeln, warmen Boden, kalten Boden, Sand, Matsch, Stabiles, Wackliges und so weiter … All diese Reize werden vom Fuß wahrgenommen und wirken auch auf die Motorik.

Versuchen Sie gegebenenfalls, diese Erfahrungen nachzustellen, und lassen Sie Ihre Kinder möglichst viel barfuß ihre Welt mit den Füßen erkunden, wo dies gefahrlos möglich ist. Und haben Sie keine Angst vor kalten Füßen! Ein gesunder Mensch kann wesentlich mehr Kältereize an den Füßen verkraften, als wir oft meinen, ja, sie stärken sogar die Selbstheilungskräfte! Denken Sie nur an den guten alten Pfarrer Kneipp mit seinem Tautreten. Des Weiteren haben Kleinkinder ja noch ihre Fettpölsterchen an den Füßen, die sie ebenfalls vor Kälte schützen.

Interessant ist auch die Tatsache, dass das Areal für die Füße in unserem Gehirn genauso groß ist wie das für die Hände; das bedeutet, auch unsere Füße sind zu feinsinnigster Wahrnehmung angelegt.

Wie die häufigsten Fußprobleme entstehen – körperliche und seelische Ursachen

Viele Fußprobleme basieren auf der statischen Ebene auf eingesunkenen Fußgewölben, sehr oft stehen aber auch seelische Ursachen damit in Zusammenhang:

Der Senk- oder Plattfuß

Beim Senk- oder Plattfuß sind die Längsgewölbe mehr oder weniger eingesunken, was verschiedene Beschwerden nach sich ziehen kann – wie Schmerzen in den Füßen, Knie- und Rückenprobleme.

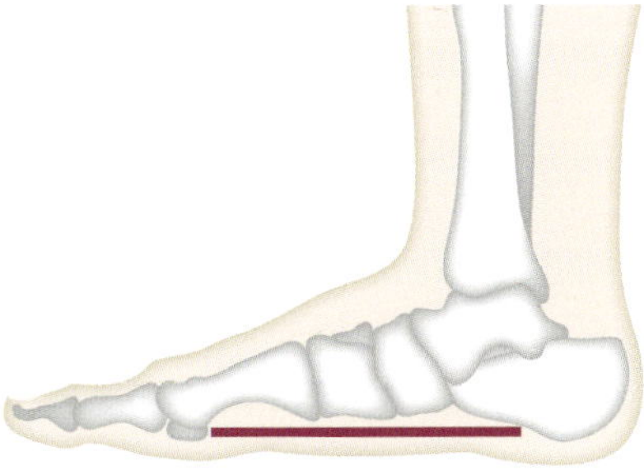

Senkfuß

- *Ursachen auf körperlicher Ebene:* Bänder- und Muskelschwäche, falsche Belastung im Fuß, Fehlstellung der Knie. Bei Kindern: »In-Watte-Packen« der Füße, Blockaden durch Traumata jeder Art.
- *Mögliche Ursachen auf seelischer Ebene:* Überbelastung, Angst und Unsicherheit. Bei Kindern: manchmal Kaiserschnittgeburt.

Der Spreizfuß

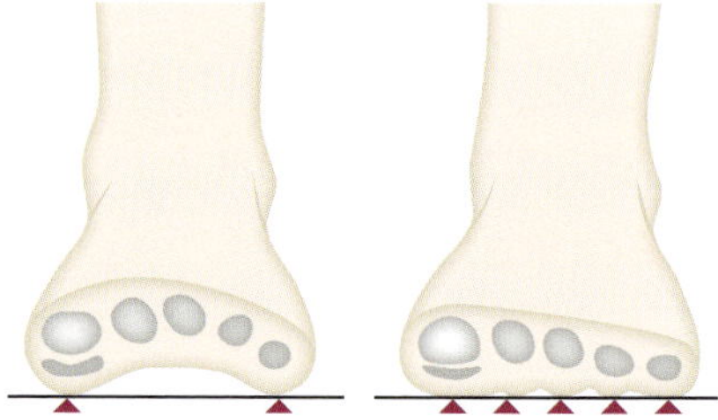

Gesunder Fuß und Spreizfuß

Beim Spreizfuß ist das vordere Fußgewölbe eingesunken beziehungsweise passiv, der Vorfuß spreizt sich übermäßig, beim Laufen zeigen die Zehen eher nach oben. Schmerzen treten meist unter dem Fußballen auf.

- *Ursache auf körperlicher Ebene:* Muskelschwäche im Vorfußbereich.
- *Mögliche Ursache auf seelischer Ebene:* Stress, fehlende Lebensfreude.

Der Knickfuß

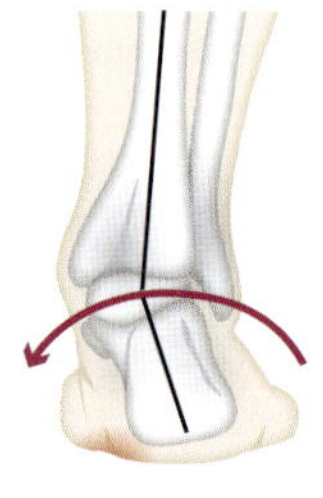

Knickfuß

Beim Knickfuß sinkt das Fußgelenk zu sehr nach innen, woraus oft Schmerzen in den Fußgelenken resultieren.

- *Ursache auf der körperlichen Ebene:* schwache Bänder, Sehnen und Muskeln.
- *Mögliche Ursachen auf der seelischen Ebene:* Überbelastung, Schwäche.

Hallux valgus

Beim Hallux valgus wird das Grundzehengelenk der großen Zehe nach außen verdrängt, mit der Zeit entsteht möglicherweise ein Ballen am Großzehengrundgelenk, und der kann mit Arthrose versteifen. Ein Hallux valgus tritt mit und ohne Schmerzen auf.

- *Ursachen auf körperlicher Ebene:* Meist liegt beim Hallux valgus auch ein Knick-, Senk- und Spreizfuß vor, und der Hallux ist die Folge der ausweichenden Kraft.
- *Mögliche Ursachen auf seelischer Ebene:* »Stolpersteine«, die uns im Weg liegen oder lagen, oder auch selbst auferlegte oder ererbte Behinderungen, uns auszudrücken und unseren Lebensweg geradlinig zu verfolgen.

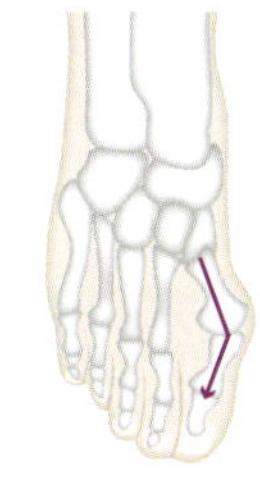
Hallux valgus

Krallen- und Hammerzehen

Beim Krallenzeh ist das zweite Gelenk des Zehs hochgezogen, beim Hammerzeh das erste. Möglicherweise bilden sich Hühneraugen.

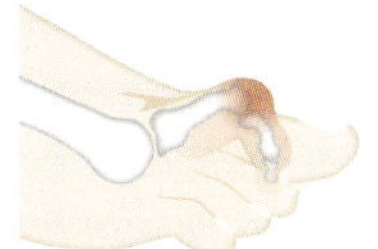
Krallenzeh

- *Ursache auf körperlicher Ebene:* eingesunkenes Quergewölbe. Die Zehen übernehmen sozusagen die Aufgabe des nicht mehr vorhandenen Quergewölbes, Gewicht zu verteilen.
- *Mögliche Ursachen auf seelischer Ebene:* Überbelastung mit Verlust des Sicherheitsgefühls, fehlende Lebensfreude.

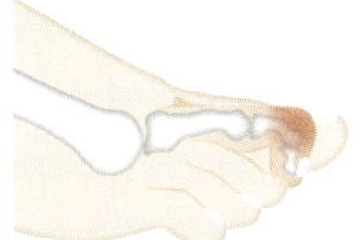
Hammerzeh

Der Hohlfuß

Beim Hohlfuß handelt es sich im Grunde um die Umkehrung des Senkfußes, das heißt, der Fuß wölbt sich im Übermaß vom Boden weg. Meist ist eine Verkrampfung in der gesamten Fußmuskulatur vorhanden.

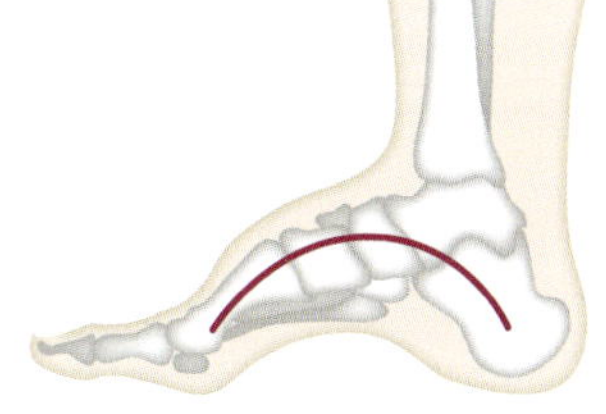
Hohlfuß

- *Ursache auf körperlicher Ebene:* vielleicht Vererbung.
- *Mögliche Ursachen auf seelischer Ebene:* Kontrollverlust, Unsicherheit.

Fersensporn

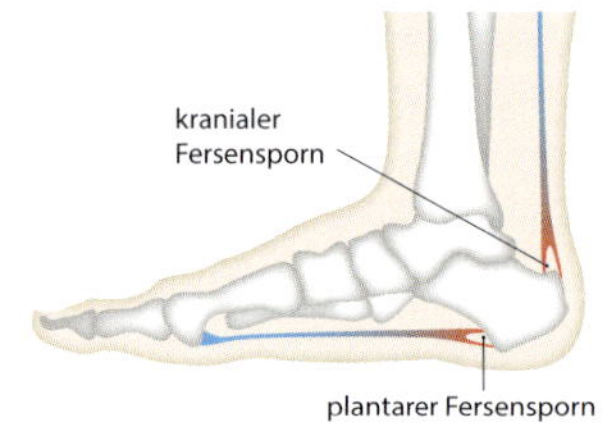

Fersensporn

Beim Fersensporn handelt es sich um kalzifizierte Ablagerungen meist unterhalb der Ferse, da, wo die Hauptplantarsehne ansetzt, manchmal auch oberhalb der Ferse. (Die Plantarsehne ist eine Sehnenplatte, die an der Ferse ansetzt und bis zu den Zehen reicht.) Schmerzen treten meist unter der Ferse auf.

- *Ursachen auf der körperlichen Ebene:* Beim Fersensporn steht meist die gesamte Fußmuskulatur und damit die Plantarsehne unter Dauerspannung. Bildlich ausgedrückt, macht der Körper eigentlich etwas Intelligentes: Er lagert Material (Kalzifizierung) an der Stelle an, an der die Hauptsehne wegen Dauerspannung »abzureißen« droht, und versucht im Grunde, dies zu verhindern. Nur leider schmerzen diese Prozesse, die auch entzündlich sein können, irgendwann. (Abhilfe schaffen meist entspannende Maßnahmen der ganzen Fußmuskulatur, manchmal in Kombination mit einer Stoßwellentherapie. Auf homöopathischer Ebene hat sich Hekla lava zur Unterstützung bewährt. Bei entzündlichen Prozessen helfen Basensocken und Retterspitzumschläge.)
- *Mögliche Ursachen auf der seelischen Ebene:* Überbelastung, eiserner Wille, »Machermenschen«.

Die verschiedenen Gangarten im Leben

In Kreisen der Fußforscher und Sportwissenschaftler hat sich ein wahrer Streit darüber entfacht, ob der Mensch nun Ballen- oder Fersengeher sei. Die ursprüngliche orthopädische Sicht ist, der Fersengang sei normal; das heißt, der Fuß setzt zuerst mit der Ferse auf und rollt dann über die Außenkante des Fußes Richtung Großzehenballen ab. Diese Lehrmeinung hatte sich die letzten vierzig Jahre in der Orthopädie und der Sportwissenschaft gehalten und wurde auch so gelehrt.

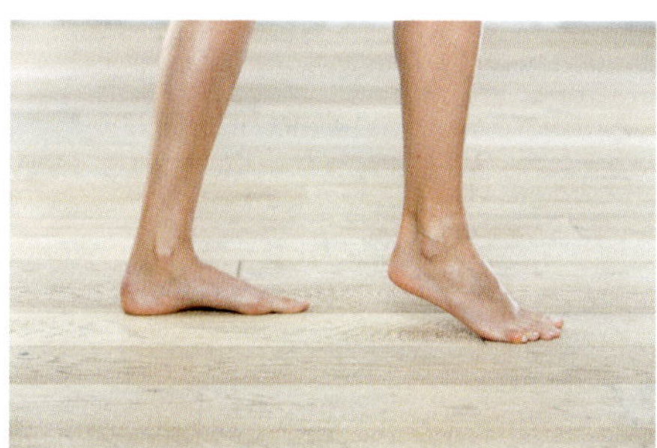

Beim Ballengang …

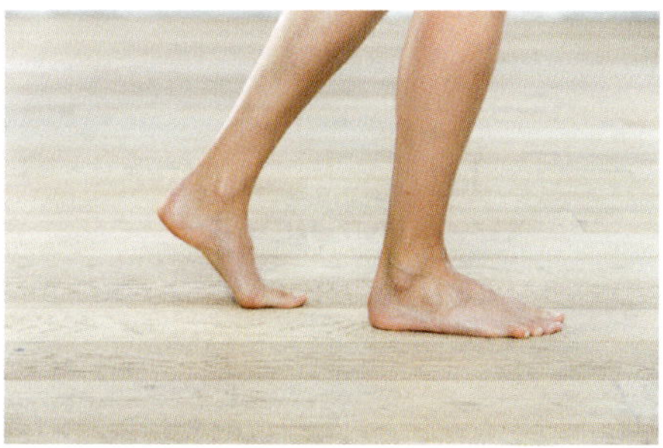

… berührt zuerst der Vorfuß den Boden

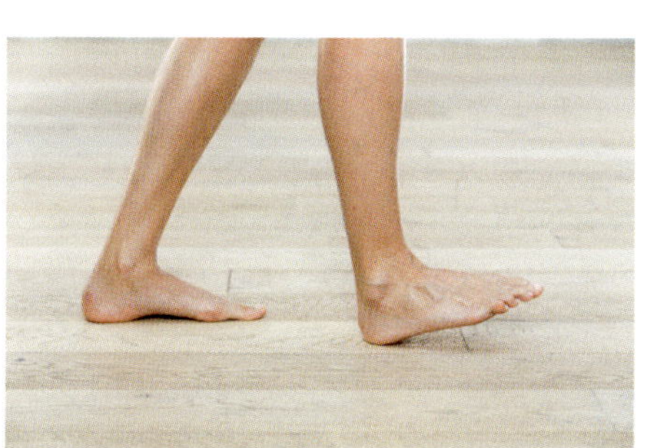

Beim Fersengang …

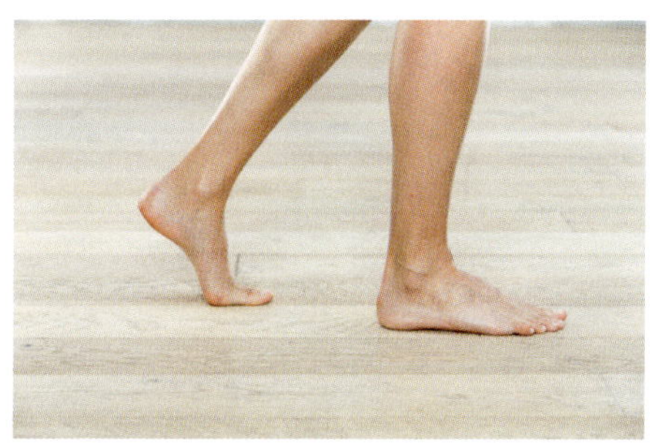

… berührt zuerst die Ferse den Boden

Fußforscher wie Peter Greb und Stefan Heisel sind nun der Meinung, dass der Mensch natürlicherweise ein Ballengeher wäre, und fordern dazu auf, unseren Gang bewusst umzustellen, auch um einige Beschwerden wie Asthma, Rückenschmerzen, Venenleiden oder vorzeitiges Altern zu beseitigen. Heisel weist aber darauf hin, dass sich im gesamten Körper etwas ändern müsse, um den Gang zu verändern.

Dem kann ich aus eigener Erfahrung so weit beipflichten. Ich bin jedoch grundsätzlich der Meinung, dass sich der gesunde Mensch nicht nur für ein Gehmuster entscheidet, sondern dass sich der Gang ganz individuell an die Gegebenheiten des Bodens und der Umgebung anpassen und verändern kann, aber auch an das, was wir ausdrücken wollen. Das bedeutet, dass es im Grunde logisch ist, dass wir auf hartem Boden ganz anders laufen als auf weichem, vorausgesetzt, unser Körper und vor allem unsere Füße sind – energetisch gesehen – offen, und wir hängen körperlich und seelisch nicht in festgefahrenen Mustern fest.

Faszien formen unseren Körper

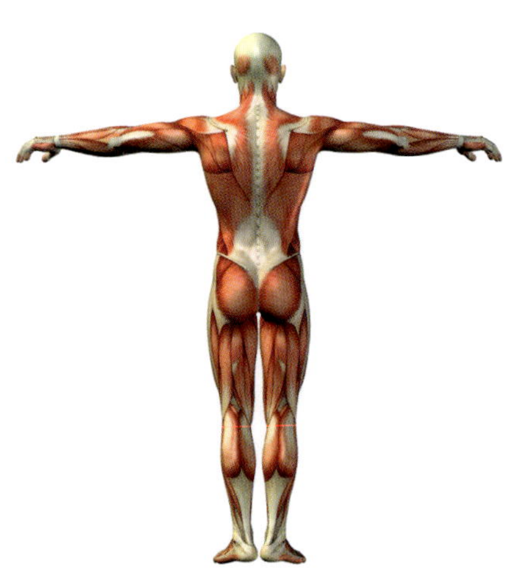

Fasziensystem

Um diese Offenheit in den Füßen, die ich meine, zu begreifen, müssen wir einen kleinen Ausflug auf die Faszienebene unseres Körpers unternehmen (vom lateinischen *fascia* für »Binde, Streifen, Bandage«). Unsere Faszien beziehungsweise das Bindegewebe stellt ein eigenes System in unserem Körper dar. Früher wurde es mehr oder weniger als »totes Füllmaterial« verstanden. Neuere Forschungen haben gezeigt, dass die Faszien im Grunde die Struktur und Form unseres Körpers bilden und in großen Zusammenhängen funktionieren. Sie umhüllen die Muskeln und Muskelbündel und verbinden diese auch untereinander. Faszien können sogar eigene Bewegungen erzeugen und sind mit vielen Sensoren ausgestattet. Sie übernehmen die Kraftübertragung von Muskel zu Muskel, sorgen also dafür, dass die Muskeln miteinander kooperieren und reibungslos funktionieren.

Die zahlreichen Bewegungssensoren auf den Faszien machen das Bindegewebe zu einem zentralen Organ der Körperwahrnehmung, das sich sogar auf das Immunsystem und die Psyche auswirken kann beziehungsweise mit ihnen korrespondiert. Wenn das Fasziensystem energetisch offen und reibungslos funktioniert, sind umfassende, sinnvolle, der Umgebung und den Anforderungen angepasste organische Bewegungen möglich. Die Faszien wirken wie ein zusammenhängendes Netz im ganzen Körper.

Unsere Erfahrungen und auch mehr oder weniger starke Traumata können die Faszien verkleben und durch starke Züge unsere Körperstruktur verändern sowie energetische Verengungen erzeugen. So entsteht zum Beispiel durch viel äußere oder innere Belastung ein gebückter oder schleppender Gang. Wenn wir dann in einem Bereich dieses Netzwerksystems, zum Beispiel neben der Wirbelsäule oder wie in der Arbeit der ganzheitlichen Fußschule, an den Füßen und Unterschenkeln lösende Vorgänge in Gang setzen, wirkt sich dies nach dem Muster eines Spinnennetzes wiederum lösend auf das ganze System aus, und eine Körperstruktur kann sich umfassend verändern.

Unser Gang bringt unsere Persönlichkeit zum Ausdruck

Sind die Faszien im Körper und in den Füßen offen und geschmeidig, kann die Energie frei fließen, der Gang vermag unsere Individualität frei auszudrücken und passt sich der Umgebung an. Wir müssen nicht darüber nachdenken, ob wir im Ballen- oder Fersengang unterwegs sind. Natürlicherweise werden wir eher im feinfühligen Ballengang über eine

Waldlichtung schleichen und sicherlich im überzeugenderen Fersengang in Richtung eines Rednerpults schreiten, von dem aus wir einen Vortrag halten möchten. Wenn wir uns in irgendeiner Weise durchsetzen müssen, würden wir im sanften Ballengang sicherlich nicht sehr überzeugend wirken.

Der Fersenknochen ist einer der stärksten Knochen in unserem Körper und hat viel mit Durchsetzungskraft und Erdung zu tun. Denken Sie nur an Soldaten, die im Hackengang durchs Land marschieren. Auf Zehenspitzen schleichend würden sie wohl nicht sehr ernst genommen. In diesem »Extrembeispiel« hat der Fersengang natürlich nichts Friedliches an sich, hat aber auch seinen Sinn.

Wenn Sie sehr durchsetzungsstark in Ihrem Berufsleben sein müssen, was im privaten Alltag aber nicht angemessen wäre, dann probieren Sie daheim einmal den Ballengang aus. Indem Sie zuerst mit den Zehen und dem Vorfuß – was dem feinsinnigen und gefühlvollen Bereich des Fußes entspricht – den Boden berühren, werden Sie tatsächlich weicher und gefühlvoller in Ihren Bewegungen, die sich von den Füßen und Beinen aus durch den ganzen Körper fortsetzen. Ihre Körpersprache und auch Ihre Gefühlswelt werden sich dadurch verändern. Testen Sie's ruhig. Vielleicht zunächst einmal, wenn niemand zusieht. So kann aus einem harten Managertyp, wenn's passt, gegebenenfalls auch mal ein »Softie« werden. Umgekehrt kann ein sehr gefühlsbetonter Mensch, dem es am nötigen Durchsetzungsvermögen fehlt, einmal den überzeugenden Fersengang ausprobieren … beide können so etwas lernen, vielleicht sogar voneinander.

In den Streit über den Ballen- oder Fersengang werde ich mich nach meinen Erfahrungen also nicht einmischen. Meiner Meinung nach sollten die Füße und der Körper auf der Faszien- und Energieebene so offen sein, dass wir uns natürlicherweise organisch und auch ästhetisch bewegen und uns der Umgebung und dem Untergrund sinnvoll anpassen können.

An diesem Punkt setzt die »Ganzheitliche Fußschule« und auch das Yoga der Erde an. Die Füße werden auf der energetischen und sensorischen Ebene wiedererweckt, und alte Muster, die sich auf der Faszienebene bis hin zu Fußverformungen zeigen, werden gelöst. Ein offener und freier, der Umgebung und Situation angepasster Gang entsteht ganz natürlich, wir bringen unsere Individualität beim Laufen oder auch beim Stehen in angemessener Weise zum Ausdruck, indem wir geradlinig und aufrecht unseren Weg gehen und unsere Standpunkte bewusst einnehmen.

Schuhe

»Schau auf deine Füße, und sie sagen dir, wer du bist.
Schau auf deine Schuhe, und du siehst, wer du sein willst.«

Isabella Maria Weiss

Entweder stecken wir in ihnen, oder wir schlafen: Schuhe begleiten uns die meiste Zeit unseres Lebens.

Sehr interessant in meinen Kursen und Workshops ist der Moment, in dem ich die Teilnehmer einlade, ihre Schuhe und Strümpfe auszuziehen, um das Erfahrene doch gleich in die Praxis umzusetzen und mit dem eigenen Körper zu spüren. Spätestens jetzt, während die Füße entblößt werden, geht ein Raunen durch den Raum. Manche möchten ihre Füße auch gar nicht öffentlich »nackt« zeigen und behalten die Schuhe an.

Schuhe schützen unsere Füße, nicht nur auf der körperlichen Ebene. Sie verleihen auch unserer Persönlichkeit Halt und Schutz. Mit ihnen können wir unsere Füße quasi verkleiden und in diverse Rollen schlüpfen, die auch verschiedene Persönlichkeitsanteile unserer selbst zum Ausdruck bringen können.

In High Heels sind wir im wahrsten Sinne des Wortes auf einer ganz anderen Ebene unterwegs als in Flipflops. Wenn Sie nicht zu gelegentlichen »Stöckelschuh«-Trägerinnen gehören, probieren Sie es einmal aus. Stolzieren Sie auf imaginären Pumps durch die Wohnung und nehmen Sie wahr, wie Sie sich fühlen. Haben diese paar Zentimeter nicht schon etwas Erhabenes an sich?

Dieses erhabene Gefühl, in High Heels herumzulaufen, durfte ich in einer sehr netten Situation ganz praktikabel auskosten: Nachdem ich gelegentlich mit meiner Fußschule bei einer Fluggesellschaft auf Messen unterwegs bin und dort eine durchaus elegante Kleiderordnung den Ton angibt, hatte ich für die nächste Messe neue High Heels einzulaufen. (Ja, ich trage so etwas gelegentlich als Ausgleich zu meinem »Gummistiefel-Dasein« auf unserem Bauernhof ...) Da ich im Alltag meist mit flachen Schuhen laufe, muss ich für meine High-Heels-Auftritte vorher auch immer ein wenig trainieren. So stolzierte ich mal wieder mit meinen neuen Pumps durch die Wohnung und »stolperte« zufällig über den Staubsauger. Staubsaugen ist zugegebenermaßen eine meiner verhassten Tätigkeiten im Haushalt. In Erinnerung an die langbeinige Blondine aus der Staubsaugerwerbung, die im Minirock und auf Stöckelschuhen fröhlich pfeifend die Hausarbeit mit links erledigte, schnappte ich mir in High Heels den Staubsauger und legte los. Und siehe da, das Staubsaugen machte Spaß. Ich fühlte mich über alle »niederen« Hausfrauentätigkeiten erhaben und genoss es, sexy durch die Wohnung zu stolzieren und dabei auch noch sauber zu machen. Mein verwunderter Mann freute sich nicht nur über die frisch gesaugte Wohnung ...

Gibt es »den« gesunden Schuh?

> *»Eine Menschheit, die in Schuhen herumlaufen gelernt hat, hat ihr Denken anders orientiert, als sie es getan hätte, wenn sie barfuß geblieben wäre.«*
>
> Umberto Eco

In meiner Praxis werde ich immer wieder gefragt, wie denn nun *der* gesunde Schuh ausgestattet sein soll. Ganz grundsätzlich muss ich sagen: »*Den*« gesunden Schuh gibt es nicht. Das allererste Kriterium für einen guten Schuh setzen die Füße selbst. Ein Schuh sollte vor allem bequem sein. »Fragen« Sie beim Schuhkauf Ihre Füße, ob sie sich wohl fühlen in dem anprobierten guten Stück, und lassen Sie sich nicht von

Schuhverkäufern einreden, der Schuh laufe sich noch ein oder was auch immer. In einen guten Schuh schlüpft man hinein und fühlt sich wohl. Dies ist in der Regel der Fall, wenn der Schuh passt und die Zehen genügend Bewegungsfreiheit haben. Eine möglichst bewegliche, das heißt elastische Sohle ist sehr sinnvoll, damit der Fuß natürlich abrollen kann.

Das Thema »Absatz« ist auch interessant. Ein Schuh, der natürliches Gehen unterstützen sollte, hat in der Regel wenig Absatz, trotzdem fühlen sich manche Menschen mit einem kleinen Absatz im Leben ganz gut aufgehoben. Das Extrem stellen High Heels dar. Natürlich hat diese Art und Weise, auf den Füßen unterwegs zu sein, nicht mehr viel mit natürlichem Gehen zu tun; und doch bekam diese Art, zu laufen und sich »auszudrücken«, auch ihren Platz in der menschlichen Fortbewegung, was für viele Frauen (und auch Männer) unverzichtbar scheint.

Auf die Frage nach dem Schuhtypus antworte ich meist: »Im Wechsel liegt die Würze.« Da unsere Füße so gestaltet sind, dass wir auf die verschiedenste Art und Weise laufen können – schleichen, stolzieren, im Hackengang marschieren, springen, hüpfen –, und sich unsere Füße aufgrund der verschiedenen Anforderungen entwickeln, ist es sehr zuträglich für den Fuß, die Schuhtypen möglichst oft zu wechseln. High Heels sind dabei als »Trainingsgeräte« zu verstehen. Ab und zu in hohen Schuhen zu laufen schult die Motorik und stärkt sogar die Fußgelenke. Bei bestimmten Fußproblemen wie Hallux valgus oder extremem Spreizfuß ist das unbewusste Laufen in High Heels natürlich nicht zuträglich und kann die Probleme verstärken. Aber im Normalfall geht es um das »Gewusst, wie«. Flache Schuhe zum Ausgleich oder Ausgleichsübungen für den Vorfuß, die ich im Übungsteil 1 beschreibe, sind bei High Heels obligatorisch, um dem Fuß nicht zu schaden.

Was den Füßen wirklich schadet und sie in gewisser Weise einschlafen lässt, ist das Einfahren auf *einen* Schuhtypus. Wenn Sie ein Leben lang in superbequemen Gesundheitsschuhen verbringen, wird Ihr Fuß genauso passiv, wie wenn Sie High-Heels-süchtig sind. Die Abwechslung hält unsere Füße lebendig und wach und fordert sie heraus, was auch beim Barfußlaufen in der Natur der Fall wäre. Die Aufrichtung unserer Fußgewölbe ist ein dynamischer Prozess, der anregender Impulse bedarf. Diese Impulse kommen natürlicherweise vom unebenen Erdboden her, dem sich die Füße auch anpassen müssen. Vom Boden bekommen unsere Füße die Informationen, wie sie reagieren sollen und sich anpassen können, um in einen möglichst zuträglichen Gang zu kommen. In unserer zivilisierten Welt haben wir nun hauptsächlich ebene, betonierte oder geteerte Untergründe, auch genormte Treppengrößen stellen kaum mehr Herausforderungen dar. Erweitern Sie das Spielfeld für Ihre Füße durch verschiedene Schuhtypen. Achten Sie dabei auf möglichst natürliche Materialien und Schadstofffreiheit.

In der chinesischen Medizin werden die Füße als die zweiten Nieren betrachtet; das heißt, der Organismus entgiftet auch über die Füße. Logisch, dass wir unsere Füße und damit unseren Organismus nicht auch noch mit einer dauernden Schadstoffladung belasten wollen.

Barfußschuhe

Noch ein Wort zu den immer mehr in Mode kommenden »Barfußschuhen«. Davon gibt es drei Kategorien.

Manchmal werden »MBT«-(Masai-Barefoot-Technology-)Schuhe auch als »Barfußschuhe« bezeichnet, was ich ein bisschen irreführend finde, da wir in MBTs nicht wie barfuß, sondern durch den Schuh auf eine bestimmte Art laufen, die unter anderem die Fußmuskulatur stärkt, was auch beim Barfußlaufen der Fall ist. Beim MBT wird der Fuß über eine speziell geformte Sohle dazu gebracht, sehr deutlich von der Außenkante der Ferse diagonal zum Großzehenballen abzurollen. Durch die schaukelnde Sohle wird der Gehende fast gezwungen, mit gebeugten Knien zu laufen, wodurch gleichzeitig der untere Rücken entlastet wird.

Meiner Erfahrung nach sind die MBT-Schuhe gut geeignet, die Längsgewölbe in Bewegung aufzubauen, also durchaus sinnvoll bei

Senk- und Plattfüßen. Des Weiteren haben sie sich sehr bewährt bei Kreuzschmerzen, weil durch die ungewohnte Art, in den Knien zu laufen, der untere Rücken gut entlastet und befreit wird. Die MBT-Schuhe sind meiner Erfahrung nach nicht geeignet bei Hallux valgus und schmerzhaften Problemen mit dem Vorfuß (Spreizfuß), da die Kraft beim Laufen in MBTs sehr intensiv auf den Großzehenballen abgeleitet wird und das vordere Fußgewölbe nicht ausschwingen kann, das heißt eher überbelastet wird.

Grundsätzlich sind die MBTs als Trainingsgeräte zu verstehen, die nach einer fachlich fundierten Einführung gelegentlich, aber nicht immer getragen werden sollten, wenn sie Ihnen guttun.

Zur zweiten Kategorie gehören zum Beispiel die »Five Fingers« von Vibram. Dies sind echte »Zehenschuhe«, das heißt solche, die wie Fingerhandschuhe für Füße gearbeitet sind. Sie schützen die Unterseite des Fußes, lassen dem Fuß aber ansonsten seine komplette Bewegungs- und Wahrnehmungsfreiheit. Jeder Zeh kann sich eigens bewegen. In Five Fingers zu laufen, zu klettern oder zu segeln ist ein echtes Erlebnis, das fast noch über Barfußlaufen hinausgeht. Dadurch, dass jeder Zeh durch die Umhüllung eigens betont wird, entsteht ein ganz besonders bewusstes Fußgefühl, und das Laufen wird zum speziellen Erlebnis mit sehr guter Bodenhaftung.

Unter Sportlern sind diese Schuhe mittlerweile Kult, auch wenn sie etwas lustig aussehen. Mich erinnern sie immer an »Geckofüßchen«, Geckos können sich ja mit ihren Saugnapfzehen wunderbar an der Wand festsaugen und sogar an der Decke laufen, vielleicht lieben daher viele Kletterer diese Version der Barfußschuhe …

Zur dritten Kategorie der Barfußschuhe gehören zum Beispiel die Schuhe der Marke »Sole Runner«. Dabei handelt es sich um Schuhe, die dem Fuß die größtmögliche Bewegungsfreiheit lassen und ihn trotzdem vor Kälte und Nässe und anderen schädlichen Einflüssen schützen. Sie zeichnen sich durch eine sehr dünne, aber abriebfeste Sohle aus und haben keine Dämpfung und kein Fußbett. Der Untergrund kann also vom Fuß gut wahrgenommen werden, er kann frei reagieren. Diese Art von Barfußschuhen gibt es mittlerweile in verschiedensten Ausführungen für alle Jahreszeiten und sogar etwas modisch gestaltet.

Bodenhaftung abhandengekommen?

Meines Erachtens sind Barfußschuhe besonders geeignet für Menschen, die aus verschiedensten Gründen die optimale Bodenhaftung suchen, also ein besonderes Maß an Erdung und Fußfreiheit brauchen.

Dies ist der Fall, wenn uns aus verschiedenen Gründen die Erdung verlorengegangen ist. Das passiert sehr leicht, wenn wir sehr viel Kopfarbeit leisten müssen und viel in »höheren Gefilden schweben«. Auf extreme Weise geschieht dies auch, wenn wir starke seelische oder körperliche Traumata erleiden. Aus welchem Grund auch immer entsteht bei einem Trauma ein extremer Rückzugsmechanismus, die Muskeln beziehungsweise Faszien verkrampfen, und wir ziehen uns »nach oben«. Sie kennen das aus der typischen Angst- oder Schreckhaltung, wenn wir die Schultern hochziehen. Dies kann in vielen Bereichen des Körpers stattfinden bis hin zu den Füßen. Diese erste Schreck- oder Schockreaktion mag sich im Bewegungssystem manifestieren und nach Traumata viele Jahre, manchmal ein Leben anhalten.

In solch einem Falle wären High Heels natürlich Gift. Wir brauchen dringend Erdung, um im wahrsten Sinne des Wortes wieder »runterzukommen«. Da bieten Barfußschuhe eine ideale Alltagslösung, wenn wir aus verschiedenen Gründen nicht barfuß gehen können. Sehr intensive Veränderungen kann in derartigen Fällen auch das Yoga der Erde bewirken.

Mit diesem Thema kam eine sehr interessante und starke Frau zu mir in die Praxis. Nach der ersten Behandlung stellte sich heraus, dass sie aus ihrer Kindheit mit einigen wirklich schweren Traumata belastet war und ihren Körper oft gar nicht richtig spüren konnte. Sie fühlte sich häufig »wie nicht in dieser Welt«. Aus ihrem eigenen Heilungsinstinkt heraus hatte sie neben verschiedenen lösungsorientierten psychotherapeutischen Ansätzen für sich das Langstreckenlaufen als alltagstaugliche Therapie entdeckt, und zwar mit Barfußschuhen. Sie hatte sich zu einem wahren Barfußschuhspezialisten entwickelt, da sie ein starkes Bedürfnis hatte, sommers wie winters und bei jedem Wetter mehr oder minder barfuß zu laufen, um wirklichen Bodenkontakt zu spüren. Damit lernte sie auch, wieder ihren ganzen Körper und ihr Wesen zu empfinden.

Laufen mit energetisch offenen Füßen stellt für mich die Heilbewegung für den Menschen schlechthin dar. Über die Rechts-links-Bewegung der Füße über Kreuz mit der entsprechenden gegensätzlichen Armbewegung werden wegen der dadurch entstehenden Überkreuzung der Gehirnachse unsere Gehirnhälften ausgeglichen. Wie die Kinesiologie und die Gehirnforschung belegen, wird dadurch ein Zustand der ganzheitlichen Wahrnehmung unterstützt. Unsere Welt kann gleichzeitig analytisch wie intuitiv wahrgenommen werden, wir können ganzheitliche Erfahrungen machen. Wir können Energie von der Erde aufnehmen und abgeben. Nach oben geöffnet zum Kosmos und gut verbunden mit der Erde, sind wir eingebunden in alle Lebenskräfte und mögen uns in deren Mitte gut orientieren und in unserer Kraft voranschreiten.

Einlagen

Es gibt mittlerweile unzählige Anbieter von verschiedenen Einlagentechniken, die Abhilfe bei Fußproblemen versprechen. Nicht alle oder besser gesagt nur wenige sind sinnvoll.

Das erste Kriterium bei Einlagen ist dasselbe wie bei Schuhen: Ihr Fuß entscheidet. Fühlen sich Ihre Füße in den Einlagen wohl und können Sie gut oder sogar besser darin laufen, mögen die Einlagen sinnvoll sein. Sie können Ihren Fuß eine Weile unterstützen, falls Sie auch aktiv mit Ihren Füßen arbeiten, kann eine Verbesserung eintreten. Wichtig bei guten Einlagen ist, dass der Fuß immer gut abrollen kann und man den

Boden noch spürt; das heißt, die Einlagen sollten weich und elastisch sein. In den alten Einlagentechniken herrscht noch die Meinung vor, der Fuß müsse in seiner Idealform von unten aufgebaut werden. Die Einlagen waren demgemäß meist steif, hatten harte Erhöhungen da eingebaut, wo das Fußgewölbe sein sollte, und pressten den Fuß sozusagen in seine Idealform. Durch die Härte der Einlagen hat der Fuß aber kaum mehr Möglichkeiten, zu reagieren und sich muskulär zu entwickeln. Diese Einlagentechnik ist im Grunde kontraproduktiv und höchstens bei manchen angeborenen Fußmissbildungen angesagt.

Die einzigen Einlagen, die meiner Erfahrung nach sinnvoll sein können, sind sensomotorische Einlagen. Dabei handelt es sich meist um weiche, elastische, eher dünne Einlagen, die mit bestimmten sensorischen Zonen ausgestattet sind. Diese stützen den Fuß nicht einfach, sondern geben ihm beziehungsweise dem Gehirn Impulse, dass sich die Füße selbst aufrichten und aktiv werden. Diese Einlagentechnik geht im Grunde Hand in Hand mit aktiver, bewusster Fußarbeit, die in diesem Buch beschrieben wird. Falls Sie vom Arzt Einlagen verschrieben bekommen, fragen Sie nach sensomotorischen.

Bei Kindern sollten Sie eher zurückhaltend mit Einlagen sein und Ihren Arzt fragen, ob es sich um eine wirklich medizinische Indikation für Einlagen handelt oder ob es ein Therapieversuch ist. Geht es wie bei 85 Prozent aller verordneten Einlagen bei Kindern um einen Therapieversuch, hören Sie auf Ihre Kinder und versuchen Sie es mit aktiver Fußarbeit. Die meisten Kinder empfinden die Einlagen nämlich als unangenehm, und ihre Füße sehnen sich im Grunde nach mehr Lebendigkeit und Freiheit.

Erklären Sie Ihren Kindern das Prinzip der Aufrichtung der Fußgewölbe (siehe das Kapitel »Begreifbare Anatomie der Füße und Spiraldynamik«). Sie finden es meist »cool« zu lernen, wie sie sich gut aufrichten können, auch um sich entsprechend zu behaupten. Kümmern Sie sich um die Füße Ihrer Kinder, Sie können nichts falsch machen. Jeder Lebensimpuls an den Füßen wirkt aufbauend. Kitzeln Sie die Füße, streichen Sie mal mit einer Feder entlang, spielen Sie mit den Zehen Klavier, lassen Sie ein imaginäres Küken unter das Längsgewölbe kriechen, ärgern Sie mal die Füße mit einem Schneeball, balancieren Sie durch einen ungefährlichen kalten Bach auf den Steinen, steigen Sie mal in den Matsch und schleichen Sie barfuß über eine Waldlichtung …

Augen der Erde – Yoga der Erde

Unsere Füße als »Augen der Erde«, also auch als Wahrnehmungsorgane, zu verstehen lernte ich in sehr intensiven Forschungserfahrungen mit meinen eigenen Füßen und denen meiner vielen Kursteilnehmer.

Nach einigen sensibilisierenden Fußübungen und ein paar Ganzkörperübungen aus dem Yoga der Erde stellten sich die Teilnehmer eines Kurses mit verbundenen Augen auf verschiedenfarbige Blätter, und siehe da, fast alle konnten sie gleichfarbige Blätter allein mithilfe der Füße einander zuordnen. Sie konnten nicht wirklich Farben erkennen, aber wahrnehmen, dass sich Rot anders anfühlt als Grün oder Blau. Sie konnten »mit den Füßen sehen« – sagen wir besser: »sehr gut spüren«. Von unseren Händen sind uns solche Phänomene eher bekannt, was von feinem Fingerspitzengefühl bis hin zu großer Sensitivität reichen kann. Wie gesagt ist es in der Tat so, dass das Areal im Gehirn, welches den Händen und Fingern zugeordnet ist, genauso groß ist wie das der Füße; das heißt, unsere Füße sind eigentlich mit sehr großer Wahrnehmungsfähigkeit und auch Reaktionsfähigkeit ausgestattet. Es ist unser evolutionäres Erbe: Für den Urmenschen bedeutete es einen erheblichen Überlebensvorteil, wenn er nachts im Urwald mit den nackten Füßen in Bruchteilen von Sekunden den Untergrund wahrnehmen, spüren und auch entsprechend reagieren konnte, um keine Geräusche zu verursachen oder zu stolpern.

Mit unseren Kopfsinnen und unserem Denken könnten wir niemals so schnell reagieren. Den Füßen – so sie denn Gelegenheit haben, ihr volles Potenzial zu entfalten – muss eine Art eigene Intelligenz innewohnen.

Meine damit korrespondierende Zivilisationserfahrung stellt ein Barfußgang durch den »Urwald« des Zimmers meines Sohnes dar. Mittlerweile sind meine Füße so wach und schnell, dass ich in die gelegentlich herumliegenden Reißnägel nicht mehr mit voller Kraft hineintrete. Meine Füße nehmen diesen spitzen Impuls so rasch wahr, dass sie blitzschnell reagieren und sich zurückziehen und ich den Reißnagel fast schmerzfrei entfernen kann. Sie sehen, auch beim Homo sapiens sapiens unserer Tage haben reaktionsschnelle Urwaldfüße ihren Sinn.

Wenn Sie Ihre Füße trainieren hinsichtlich Beweglichkeit, Kraft, Reaktions- und Wahrnehmungsfähigkeit, werden Sie auch im übertragenen Sinne ein Athlet auf dem Parcours des Lebens, indem Ihre Füße und damit Ihr ganzer Körper ideal und effektiv auf den Untergrund und die Gegebenheiten reagieren. Dazu müssen wir unsere Füße wiedererwecken und zu einem gewissen Grad auch trainieren. Das Schöne ist, dass das Fußtraining irgendwann fast wegfällt, wenn Ihre Füße wieder die natürliche Wachheit, Statik, Dynamik und Reaktionsfähigkeit erhalten haben. Sind Ihre Füße erneut zum Leben erweckt, reicht ein normales Maß an Bewegung und Laufen aus, um auch unsere Füße gesund zu erhalten. Diese Wiedererweckung der Füße in Verbindung mit dem ganzen Körper erreichen Sie im Yoga der Erde.

Spirituelle und energetische Hintergründe

Das Yoga der Erde beginnt, wie der Name schon sagt, zunächst mit der Verbindung zur Erde, mit unseren Füßen. In langjähriger Yoga-Praxis habe ich immer wieder festgestellt, dass viele Menschen in unserer westlichen Kultur gar nicht mehr richtig geerdet sind. Infolge der überwiegend verstandesorientierten Ausrichtung unseres Alltags befindet sich unser Körperwahrnehmungsschwerpunkt wie gesagt meist recht weit oben im Kopf, unsere Füße sind energetisch oft fast »abgeschnitten« vom Körper, der energetische Kontakt zu Mutter Erde ist nur notdürftig vorhanden. Dies kann bekanntermaßen auch infolge von Traumata und Blockaden so gekommen sein.

Den Menschen fällt es in meinen Yoga-Kursen deshalb oft schwer, nach einem stressigen Arbeitstag wieder »runterzukommen«. Daher änderte ich zunächst einmal das klassische Yoga-Stunden-Schema, das mit einer Anfangsentspannung beginnt, dahingehend, dass ich an den Beginn fürs Erste ein paar Erdungsübungen zum »Abstressen« setzte, was sich schnell bewährte.

Des Weiteren entwickelte ich einige Übungen, die zunächst die Füße und die unteren Energiezentren (Chakren) aktivierten, auch um die »Entstressung« und Entladung nach unten zu fördern.

Die Bedeutung der Chakren im Yoga der Erde

Die sieben Hauptchakren sind feinstoffliche Energiezentren, die nach hinduistischer Auffassung entlang der Wirbelsäule angeordnet sind und unser Energiesystem mit verschiedenen Frequenzen von subtiler Lebensenergie versorgen, auch »Prana« oder im Chinesischen »Chi« genannt. Das Sanskritwort *cakrá* bedeutet »Rad, Kreis«: Medial begabte

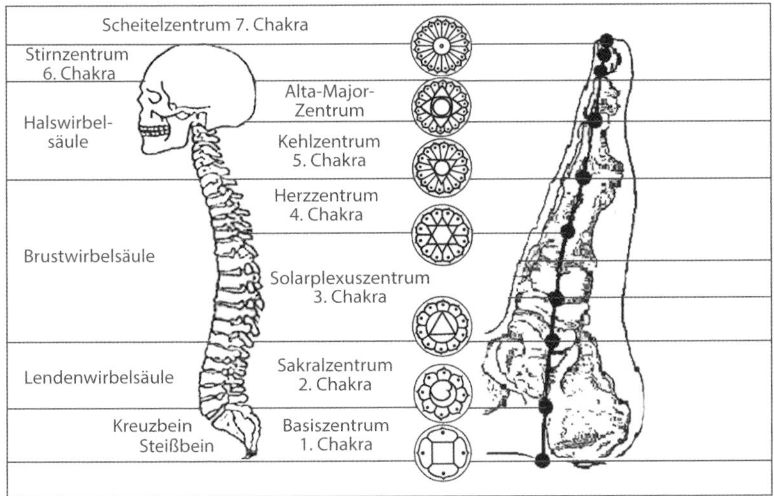

Die Chakren an der Wirbelsäule und am Fuß

Menschen, welche die Aura sehen können, beschreiben die Chakren als »Lotosblüten« in kreisender Bewegung, wodurch der Eindruck eines Energierads entsteht.

Die Chakren sind entlang der Wirbelsäule über einen Hauptenergiekanal namens »Sushumna« miteinander verbunden. Sie werden sowohl mit Energie versorgt, die aus der Erde stammt, als auch mit Prana (»Urlebensenergie«) aus dem Kosmos. Des Weiteren stehen die Chakren im Austausch mit unseren Mitmenschen, Tieren, Pflanzen, den Elementen, letztlich mit der ganzen Natur. Die verschiedenen Chakren entsprechen verschieden hoch schwingenden Frequenzen der Lebensenergie und können von sensitiven Menschen im aktivierten Zustand als Farbschwingung wahrgenommen werden. Die Schwingungsfrequenz der Chakren steigt von unten nach oben an. Jedes Chakra steht für eine bestimmte Ebene der Seinserfahrung, wobei jede Seinserfahrung und ihr Ausdruck ihren Sinn in einer ganzheitlichen Menschheitsentwicklung haben:

- Das unterste Chakra, **»Muladhara«,** »Wurzelchakra« oder »Steißbeinzentrum« genannt, hat seinen Sitz am Steißbein und öffnet sich nach unten Richtung Erde. Es hat naturgemäß sehr viel mit Erdung, Urvertrauen, mit Beziehung zur materiellen Welt und mit unserem körperlichen Willen zum Sein, auch mit Durchsetzungskraft zu tun und wird energetisch auch von den Füßen gespeist.

  Körperliche Zuordnungen zum Wurzelchakra sind alles Feste im Körper wie Knochen, Zähne, Nägel sowie Anus, Rektum, Dickdarm, Mastdarm, Enddarm, Prostata, Blut- und Zellaufbau.

  Die zugeordneten Drüsen sind die Nebennieren, die Adrenalin und Noradrenalin produzieren. Diese beiden Stoffe steuern eine der wichtigsten Überlebensfunktionen, nämlich den Organismus in Bruchteilen von Sekunden angriffs- oder fluchtbereit zu machen.

  Die Farbe des Chakras ist ein feuriges Rot, das Element ist die Erde.
- Das zweite Chakra, **»Svadhisthana«**, »Sakralchakra« oder »Kreuzbeinzentrum« genannt, befindet sich oberhalb der Genitalien und

öffnet sich nach vorn. Hier geht es um die schöpferische Fortpflanzung des Seins, um ursprüngliche Gefühle, um den Fluss mit dem Leben, Sinnlichkeit, Erotik, Kreativität und kindliches Staunen.

Die körperlichen Zuordnungen sind der ganze Beckenraum, die Geschlechtsorgane, Niere, Blase, alles Flüssige im Körper wie Blut, Lymphe, Verdauungssäfte, Sperma, Tränen und der Liquor, die Flüssigkeit, die Gehirn und Rückenmark umgibt.

Die zugeordneten Drüsen sind die Eierstöcke und die Hoden.

Die Farbe des Chakras ist Orange, das Element ist das Wasser.

- Das dritte Chakra, **»Manipura«**, »Solarplexuschakra« oder »Nabelzentrum« genannt, befindet sich zwei Fingerbreit oberhalb des Nabels und öffnet sich nach vorn. Hier geht es um die Gestaltung des Seins, um die Verarbeitung von Gefühlen und Erlebnissen, um Einfluss, Macht, Kraft und Fülle und um Weisheit, die aus der Erfahrung erwächst.

  Die körperlichen Zuordnungen sind der untere Rücken, die Bauchhöhle, das Verdauungssystem, Magen, Leber, Milz, Gallenblase und das vegetative Nervensystem.

  Die zugeordnete Drüse ist die Bauchspeicheldrüse, die das Hormon Insulin produziert. Insulin ist für das Blutzuckergleichgewicht und den Kohlenhydratstoffwechsel von entscheidender Bedeutung.

  Die Farbe des Chakras ist Gelb bis Goldgelb, das Element ist das Feuer.

- Das vierte Chakra, **»Anahata«**, »Herzchakra« oder »-zentrum« genannt, befindet sich auf der Höhe des Herzens in der Brustmitte und öffnet sich nach vorn. Hier geht es um die Seinshingabe, um die Liebe, die Entfaltung der Herzensqualitäten, um Selbstlosigkeit, Hingabe und Heilung.

  Die körperlichen Zuordnungen sind das Herz, der obere Rücken mit dem Brustkorb, der untere Lungenbereich, das Blutkreislaufsystem und die Haut.

  Die zugeordnete Drüse ist die Thymusdrüse, die das Wachstum regelt, das Lymphsystem steuert und das Immunsystem anregt.

Die Farbe des Chakras ist Grün, Rosa oder auch Gold, das Element ist die Luft.

- Das fünfte Chakra, **»Vishuddha«**, »Kehlchakra« oder »Kommunikationszentrum« genannt, befindet sich zwischen der Halsgrube und dem Kehlkopf und öffnet sich nach vorn. Hier geht es um die Seinsresonanz, um Kommunikation, Selbstausdruck, Weite, Unabhängigkeit und Inspiration.

  Die körperlichen Zuordnungen sind der Hals-Nacken-Kiefer-Bereich, die Ohren, der Sprechapparat, die Luftröhre, die Bronchien, der obere Lungenbereich, die Speiseröhre und die Arme.

  Die zugeordnete Drüse ist die Schilddrüse, die eine wichtige Rolle beim Wachstum des Skeletts und der inneren Organe spielt. Sie reguliert den Stoffwechsel und den Jodstoffwechsel sowie den Kalkhaushalt in Blut und Gewebe.

  Die Farbe des Chakras ist Hellblau, auch Silbrig und Türkis, sein Element ist der Äther.

- Das sechste Chakra, **»Ajna«**, »Stirnchakra« oder »Drittes Auge« genannt, befindet sich einen Fingerbreit über der Nasenwurzel und öffnet sich nach vorn. Hier geht es insbesondere um die Themen Seinserkenntnis, Intuition, Geisteskraft, Willensprojektion und Manifestation.

  Die körperlichen Zuordnungen sind Gesicht, Augen, Ohren, Nase, Nebenhöhlen, das Kleinhirn und das Zentralnervensystem.

  Die zugeordnete Drüse ist die Hirnanhangdrüse (Hypophyse), die als oberste Schaltstelle das gesamte Hormonsystem dirigiert.

  Die Farbe des Chakras ist Indigoblau, auch Violett und Gelb. Dem sechsten Chakra ist kein Element mehr zugeordnet.

- Das siebte Chakra, **»Sahasrara«**, »Scheitelchakra« oder »Kronenzentrum« genannt, befindet sich am höchsten Punkt, oben in der Mitte auf dem Kopf und öffnet sich nach oben. Hier geht es um das reine Sein, um Vereinigung mit dem Allseienden, um Vollendung und universelles Bewusstsein.

  Seine körperliche Zuordnung ist das Großhirn.

Die zugeordnete Drüse ist die Zirbeldrüse (Epiphyse), die das am Tag gebildete Serotonin in Melatonin umwandelt. Melatonin steuert unter anderem den Schlaf-wach-Rhythmus und wirkt stark antioxidativ.

Die Farbe des Chakras ist Violett, Weiß und Gold. Dem siebten Chakra ist kein Element zugeordnet.

Die Chakren können durch bestimmte Erfahrungen geschwächt oder blockiert werden. Ein Ziel von Yoga ist, auch diese Blockaden zu lösen und die Chakren in einer sinnvollen Reihenfolge zu aktivieren.

In den Füßen entlang der Wirbelsäulenlinie reihen sich die Chakren nochmals in obiger Reihenfolge auf und werden von der Erde mit Energie versorgt. Gleichsam versorgen die Füße auch das unterste Chakra, das Wurzelchakra, mit Energie.

Die Fußreflexzonentherapie

Geschichtliches

Die Entsprechung der Wirbelsäule im Fuß – die Wirbelsäulenlinie – ist dem Wissen der Fußreflexzonentherapie entnommen, die besagt, dass sich der ganze Körper mit all seinen Organen nochmals im Fuß abbildet und dort behandelt werden kann. Dieses Wissen ist an die 5000 Jahre alt, es war in China, Indien, Tibet und bei einigen Indianerstämmen bekannt. Irgendwann ging es wohl verloren und wurde erst Anfang des 20. Jahrhunderts von dem US-Mediziner Dr. med. William Fitzgerald wiederentdeckt und wissenschaftlich aufbereitet. Er teilte den Körper in Bahnen ein – die sogenannten Zonen – und erarbeitete auch wissenschaftlich die Zusammenhänge zwischen den Bereichen an den Füßen und dem restlichen Körper.

Die amerikanische Masseurin Eunice Ingham entwickelte dieses Wissen später zu einer eigenen Massagetechnik an den Füßen weiter. Im Jahr 1938 erschien ihr Buch *Geschichten, die die Füße erzählen können (Stories the Feet Can Tell)*.

Hanne Marquardt aus Deutschland nahm Kontakt mit Eunice Ingham auf und wandte seit 1958 selbst die Fußreflexzonentherapie in ihrer Praxis an; 1967 gründete sie die erste Lehrstätte in Deutschland für Reflexzonentherapie am Fuß.

Prävention und Heilung über die Fußreflexzonen

Die Fußreflexzonen sind Nervenendpunkte in den Füßen, die mit verschiedenen Organen oder Organsystemen im übrigen Körper korrespondieren. Der ganze Organismus spiegelt sich so in den Füßen wider. Die Reflexzonen sind analog der Anatomie des Körpers in den Füßen angeordnet, der ganze Körper mit seinen Organen kann systematisch über die Füße stimuliert und somit behandelt werden.

Gute Fußreflexzonentherapeuten können über den energetischen Zustand der Reflexzonen und deren Druckempfindlichkeit sogar diagnostisch arbeiten und so organische Schwächen oder energetisch unausgewogene Zustände im Körper feststellen. Meine begnadete Fußreflexzonenlehrerin Camilla Patuzzi – eine sehr liebe, mittlerweile betagte Dame – meinte, das Wunderbare an der Fußreflexzonentherapie sei die Tatsache, dass die Füße oft schon Monate vor dem Ausbruch einer Krankheit Schwächen in den Organen anzeigen und eine Fußbehandlung zum richtigen Zeitpunkt den Ausbruch einer Krankheit so verhin-

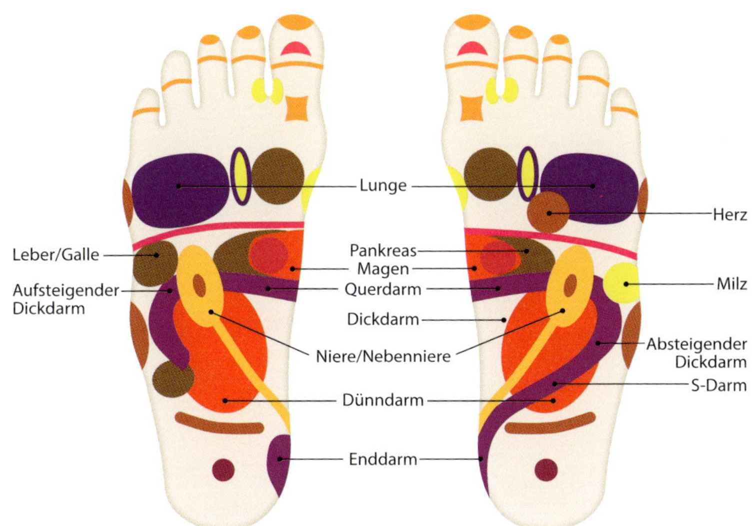

Die Fußreflexzonen

dern könne. Seine Füße ab und an von einem erfahrenen Fußreflexzonentherapeuten einmal durchchecken zu lassen ist also durchaus sinnvoll für die Gesunderhaltung unseres Körpers.

Das Meridiansystem und weitere schematische Einteilungen

Der Traditionellen Chinesischen Medizin (TCM) zufolge gibt es bestimmte Energiebahnen, die Meridiane, welche Lebensenergie durch den ganzen Körper fließen lassen und auch mit bestimmten Organsystemen zusammenhängen.

Interessanterweise gab es in der druidischen Heilkunst ebenfalls eine Art Meridiansystem. Im Vergleich dieser beiden Systeme können verblüffende Übereinstimmungen auch mit den Akupunkturpunkten gefunden werden.

Es gibt vierzehn der feinenergetischen Hauptleitbahnen, die in Yin- und Yang-Meridiane aufgeteilt sind. Nach der TCM bestehen alle Dinge aus zwei komplementären Kräften, Yin und Yang:

- Die **Yin-Meridiane** »transportieren« das weibliche Prinzip und führen hauptsächlich auf der Körpervorderseite nach oben. Ihr Energiefluss verbindet Mutter Erde mit Vater Himmel. Yin-Kräfte bleiben eher latent und ruhig, haben die Tendenz, sich zu verdichten und zusammenzuziehen. In der TCM wird die Yin-Energie im Allgemeinen als »nährende Energie« bezeichnet.
- Die **Yang-Meridiane** stellen das väterliche oder männliche Prinzip dar und fließen hauptsächlich an der Körperrückseite entlang nach unten und verbinden so den Himmel mit der Erde. Yang-Kräfte setzen etwas in Bewegung, bewirken Transformation und Veränderung. Sie wirken eher nach außen, der Organismus wird aktiv verteidigt, die Yang-Kraft erzeugt abwehrende Energie.

Die Meridiane führen durch beide Seiten des Körpers. Befinden sich alle Meridiane im Einklang, sind wir körperlich und seelisch in Harmonie.

Im Fuß finden sich die Anfangs- und Endpunkte von sechs wichtigen Energieleitbahnen. Es sind drei Yin- und drei Yang-Meridiane, die sich durch die Unterschenkel die Beine hinauf- beziehungsweise hinunterziehen. Sind diese sechs Meridiane im Fluss und gut ausgeglichen, ist schon einmal ein großer Teil des Energieflusses zwischen Himmel und Erde in Harmonie und der Austausch mit Mutter Erde ermöglicht.

Die drei Yin-Meridiane im Fuß

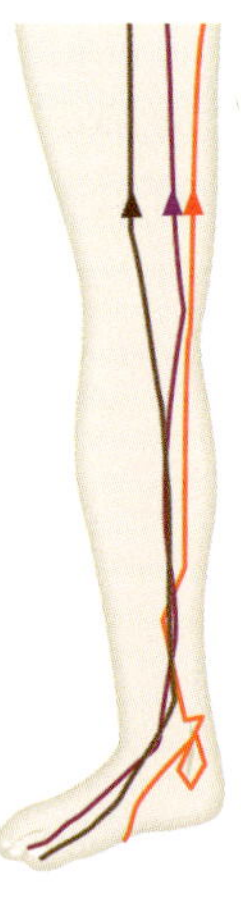

Milz-Pankreas-Meridian, Lebermeridian und Nierenmeridian

Der **Milz-Pankreas-Meridian** beginnt an der Innenseite der Großzehe neben dem Nagelfalz, läuft an der Fuß- und der Beininnenseite entlang. An der Knieinnenseite durchläuft er einen Bereich, in dem sich alle drei Yin-Meridiane treffen, die »Knie-Tore«. Hier können Sie durch ein paar gezielte Griffe Staus in den Yin-Meridianen lösen, die sich auch gern hier zeigen.

Eine Berührung in diesem Bereich wird oft als sehr wohltuend und befreiend empfunden. Die Wangen werden wieder röter, die Augen klären sich, und Kraft und Frische kommen auf. Auch eine richtige Kniestellung wie im Kapitel »Begreifbare Anatomie der Füße und Spiraldynamik« beschrieben ist wichtig, damit alle drei Meridiane frei fließen können.

Der Milz-Pankreas-Meridian verläuft dann weiter die Oberschenkelinnenseite entlang den Oberkörper hinauf bis unter die Achselhöhlen.

Die Milz ist für die Bluthygiene verantwortlich, bei einem Energiestau können Infektionskrankheiten auftreten. Über den Milz-Pankreas-Meridian kann das Immunsystem gereinigt und geordnet werden, und das hat auch Auswirkungen auf unser seelisches Befinden. Die Bauchspeicheldrüse (Pankreas) reguliert den Blutzuckerspiegel und schafft somit im übertragenen Sinne einen Ausgleich zwischen Geben und Nehmen. Wenn zwischen beidem ein Arrangement besteht, ist auch der Mensch in Balance und glücklich.

Der **Lebermeridian** verläuft von der Innenseite der Großzehe neben dem Nagelfalz über den Rist des Fußes an der Innenseite des Beins entlang zum unteren Bauchraum und den Genitalien, die auch von der »Leberkraft« abhängig sind. Eine Befreiung dieses Meridians kann »Leberkopfschmerzen« zum Abklingen bringen und die Augen erfrischen. Eine »Aufhellung« der Leber wirkt bei Depressionen und »Schwarzsehen« und besänftigt ein aggressives Gemüt. Nach unten gezogene Mundwinkel bewegen sich langsam wieder nach oben. Die Fähigkeit, Schwierigkeiten anzunehmen und in Erkenntnisse umzuwandeln, wird auf diese Weise angeregt.

Der **Nierenmeridian** beginnt in der Mitte des unteren Vorfußes in dem Grübchen, das entsteht, wenn Sie im Fersensitz hocken. Hier befindet sich interessanterweise auch die statische Mitte des vorderen Fußgewölbes. Wenn dieses schwingt, wird die Energie des Nierenmeridians nach oben befördert. Wird es gestaucht, verlieren wir eher Energie.

Der Nierenmeridian verläuft an der Innenseite des Fußes entlang um den inneren Fußknöchel herum, innen das Bein entlang zum Knie-Tor. Dann die Innenseite des Beins entlang, den Körper hinauf und endet im Brustbereich in der Thymusgegend.

Die Nierenenergie hat viel mit dem Prinzip des Fließens zu tun. Bei Blockaden können sich Wasseransammlungen zeigen, trübe Augen, Traurigkeit, Angst und Schlaflosigkeit. Der Nierenmeridian endet im Brustbereich, wo man den Kummer spürt. Die dort ansässige Thymusdrüse zeichnet auch verantwortlich für unser seelisches Wachstum und hat einen Anteil am Immunsystem.

Die drei Yang-Meridiane im Fuß

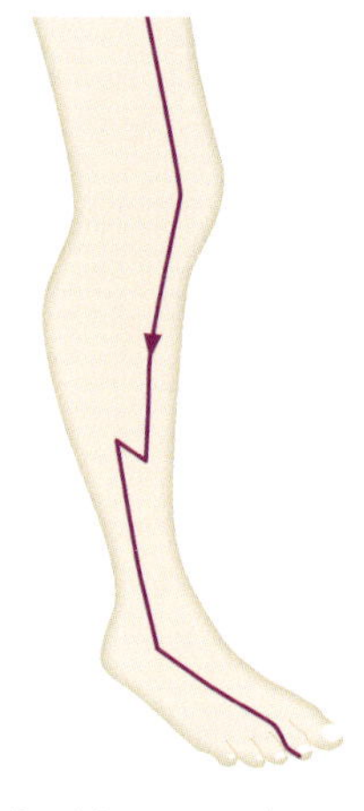

Der Magenmeridian

Der **Magenmeridian** führt von der Mitte des zweiten und dritten Zehs aus über das Schienbein, die Kniescheibe und den Oberschenkel in die Leisten über die ganze Körpervorderseite unter das Auge und zu den Schläfen. Genau genommen beginnt er im Kopf und endet in den Füßen. Daher arbeiten wir am besten von der Kniescheibenmitte ausgehend nach unten zur Mitte zwischen zweite und dritte Zehe.

Stauungen im Magenmeridian können sich in Form von Kopfweh und Migräne zeigen, mit Beteiligung von Augenbeschwerden und Erbrechen.

Der Magenmeridian hat viel mit unserer Haltung zu tun – da er durch fast alle Atembereiche führt, auch mit der freien Atmung –, wodurch ebenso der Druck auf den Magen vermindert werden kann. Die Magenenergie lehrt uns, nichts in uns hineinzufressen, sondern uns dem Leben zu stellen.

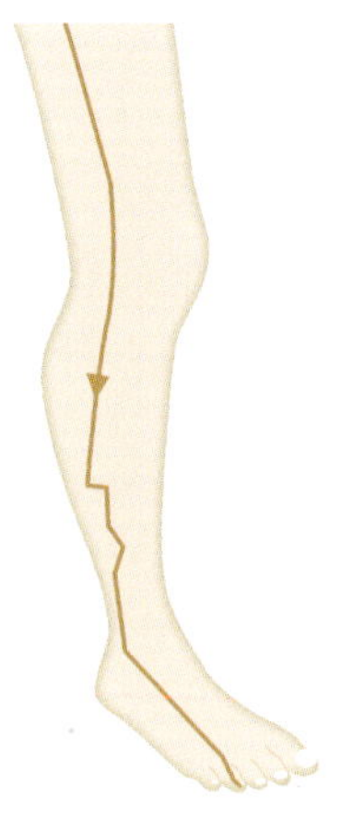

Der Gallenblasen-meridian

Der **Gallenblasenmeridian** verläuft am zweitkleinsten Zeh entlang und berührt die Außenkanten der Füße und Beine. Er beschreibt zwei Zacken in der Flankengegend, läuft dann vor der Schulter den hinteren Hals entlang nach oben und beschreibt einige Zacken am Kopf, umgibt diesen wie ein Helm und endet beziehungsweise beginnt in einer kleinen Grube an der äußeren Augenhöhle. Daher bearbeiten wir den Gallenmeridian auch von oben nach unten, an der Außenseite des Knies beginnend nach unten (manchmal auch in der Hüftgelenkskuhle am Po oder in der oberen Leiste).

Ein gestauter Gallenmeridian kann gedrückte, verzagte Stimmung, Schlaflosigkeit und Migräne mit Augenflimmern und andere Augenschäden verursachen.

Der Gallenblasenmeridian hat viel mit verhaltener Wut im negativen Zustand sowie Mut, Kraft und Ausdauer im befreiten Zustand zu tun. Eine befreite Atmung bis zum Beckenboden hin sorgt auch für einen befreiten Gallenblasenmeridian.

Der **Blasenmeridian** führt von der Außenseite des kleinen Zehs an der Fußkante und dem äußeren Unterschenkel entlang durch die Wadenmitte das Bein nach oben, in zwei Bahnen die Wirbelsäule entlang über den Kopf bis zur seitlichen Nasenwurzel und beginnt in Höhe des inneren Augenwinkels.

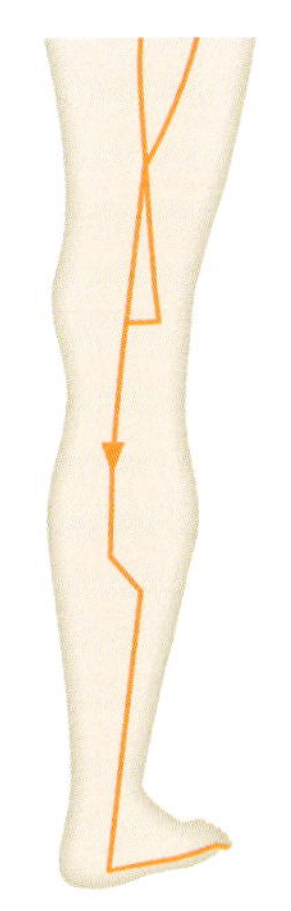

Der Blasenmeridian

Der Blasenmeridian ist einer der wichtigsten Meridiane, da er sehr lang ist und auch mit allen anderen Meridianen in Verbindung steht. Viele Symptome wie steifer Rücken, Kopfschmerzen, Müdigkeit, Depressionen, Gedächtnisschwäche, Sehstörungen bis zu Arterienverkalkung können mit Störungen in dieser Energieleitbahn zusammenhängen. Wenn wir den Blasenmeridian von der Kniekehle hinab bis zum kleinen Zeh hin behandeln, kann ein tiefes Loslassen im Menschen geschehen. Gerade solche Zeitgenossen, die immer meinen, alles selbst in die Hand nehmen zu müssen, können von diesem Gefühl des Loslassens und der Demut profitieren.

Weitere schematische Einteilungen des Fußes und der Zehen

Eine weitere schematische Einteilung des Fußes, die uns später bei der Anwendung der Lebenswelle noch unterstützen kann, wobei diese drei Zonen organisch verbunden werden, stammt ebenfalls aus der TCM.

Aus dieser Sicht steht der **Vorfuß** für den geistigen Bereich des Menschen, der **Mittelfuß für den seelischen** und **der hintere Fuß für**

den körperlichen. Erscheinungen in diesen Bereichen können Rückschlüsse auf die jeweilige Ebene geben, und umgekehrt wirken Anwendungen in diesen Bereichen des Fußes auf die entsprechenden Ebenen im Menschen.

Des Weiteren gibt es in der TCM noch spezielle Zuordnungen der Zehen:

- Der **große** Zeh steht für das **Ich**.
- Der **zweite** Zeh für die **Familie**.
- Der **mittlere** Zeh für die **Sexualfunktion**.
- Der **vierte** Zeh für die **Arbeit**.
- Der **kleine** Zeh für den **Charakter**.

Gerade Abweichungen der einzelnen Zehen aus ihrer Bahn, wie zum Beispiel beim Hallux valgus, können so auch noch einmal unter einem speziellen Aspekt betrachtet werden.

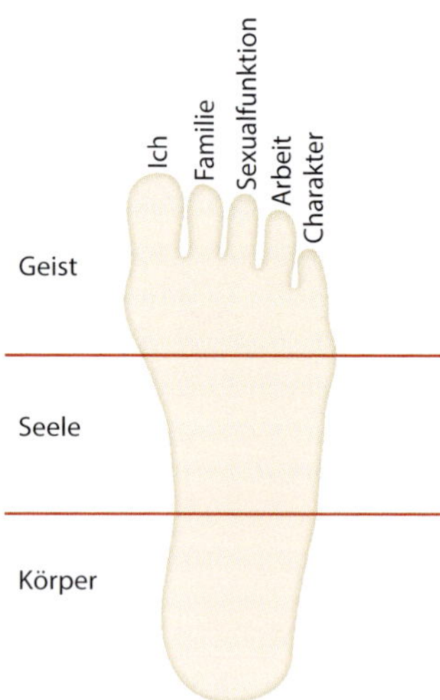

Einteilung des Fußes in drei Zonen und Bedeutung der fünf Zehen

Das Lebensprinzip »Spirale« im Yoga der Erde

Auf der körperlichen Ebene beginnt das Yoga der Erde mit der Aufrichtung der Fußgewölbe und so mit dem Aufrichtungsprozess des Menschen schlechthin. In unserer Entwicklung korrespondiert die Aufrichtung der Fußgewölbe mit dem Aufrichtungsprozess des Babys zum jungen Menschen; das heißt, die Fußgewölbe bilden sich in Reaktion auf den Erwerb der Fähigkeit zum aufrechten Gang in einem spiraligen Prozess, womit wir beim ersten Grundprinzip des Yogas der Erde wären, der *Spirale*.

Viele Lebens- und Bewegungsprozesse im Makro- wie im Mikrokosmos laufen nach dem Prinzip der Spirale (Helix) ab, denken Sie beispielsweise an die Spiralnebel im Kosmos, Wirbelwinde und Wasserstrudel auf der Erde, Spiralstrukturen bei rankenden Pflanzen, spiralförmige Schneckenhäuser und Muscheln bis hin zur Struktur (Doppelhelix) unserer DNA. Die Spirale ist ein Lebenssymbol, sie findet sich schon in urzeitlichen Höhlenmalereien.

Bei der Spirale, die von innen nach außen wirkt, geht es eher um Entwicklung und Öffnung. Bei der Spirale, die sich nach innen bewegt, um Zentrierung und Rückzug.

Auch im menschlichen Körper wimmelt es geradezu von Spiralen. Vom Faserverlauf des menschlichen Herzmuskels bis zur Anordnung des Gehörnervs, von der spiralig gerollten Nabelschnur bis hin zur Anordnung der Muskulatur eines Beins. Vereinfacht ausgedrückt, wickelt sich die Muskulatur des Beins spiralig um die Knochen.

Bedeutung der Spirale für die Füße und die Wirbelsäule

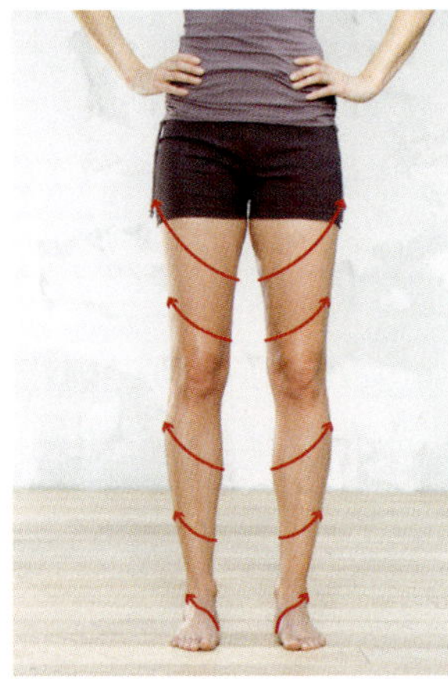

Spiralig angeordnete Muskulatur im Bein

Hier wären wir noch einmal beim Beginn der menschlichen Aufrichtung, die im Grunde in den Füßen beginnt. In einer spiraligen Bewegung windet sich die Fuß- und Beinmuskulatur um Unter- und Oberschenkel und richtet dabei das Längsgewölbe auf. Den Impuls dazu kann man meist auslösen, indem man jemanden mit eingesunkenen Fußgewölben in der Mitte der Wirbelsäulenlinie am Fuß kräftig kitzelt oder einen anderen Impuls dort zuführt. Wenn der Fuß nicht gerade blockiert ist, wird ein deutlicher Impuls zum spiraligen Aufrichten des Fußgewölbes sichtbar.

Diesen Trick nutzen übrigens auch die Hersteller von sensomotorischen Einlagen, indem sie entlang der Wirbelsäulenlinie ungefähr auf Höhe der Lendenlordose (Krümmung) eine Erhöhung, einen mechanischen Impuls einbauen, der dem Fuß und dem Bein, letztlich dann sogar der Wirbelsäule und den Schultern, diesen Aufrichtungsimpuls gibt. (Die Wirbelsäulenlinie verläuft von der Innenseite der Ferse [Becken] die Fußinnenseite entlang bis zur Innenseite der großen Zehe [Kopf].) Bei Kindern ist das meist noch sehr gut zu beobachten. Probieren Sie es aus! Kitzeln Sie ein wenig unter der Kuhle der vorderen Fußgewölbe, und das Gewölbe wie der ganze Körper werden einen Aufrichtungsimpuls erfahren.

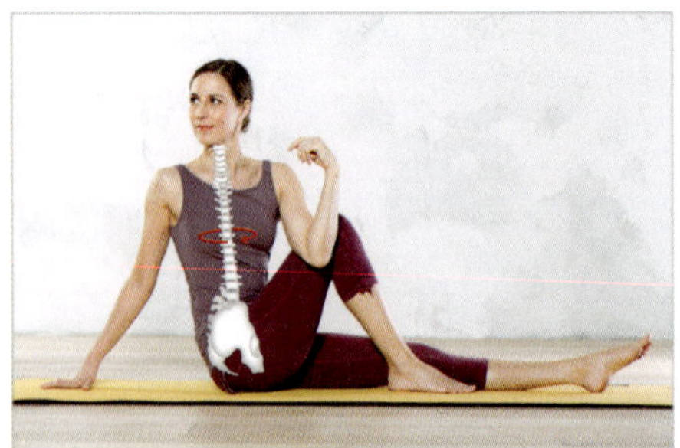

Spiralige Verschraubung der Wirbelsäule

Der zweite basale Bereich im Körper, wo das Prinzip der Spirale wirkt, ist unsere Wirbelsäule. Deren

Spiralbewegung wird deutlich erkennbar, wenn wir uns umdrehen, zum Beispiel beim Rückwärtsfahren mit dem Auto. Was aber vielen Menschen nicht bewusst ist, ist die Tatsache, dass wir beim koordinierten Laufen die Wirbelsäule ständig nach rechts und links spiralig verschrauben.

Testen Sie die Beweglichkeit Ihrer Wirbelsäule

Nun eine Testfrage: Was glauben Sie, in welchem Bereich sich die Wirbelsäule am meisten verschrauben kann? Im Lendenbereich, in der Brust- oder in der Halswirbelsäule?

Machen Sie einen Test: Setzen Sie sich auf einen Stuhl und drehen Sie sich um, als wollten Sie einen imaginären Ober hinter Ihnen im Restaurant rufen. Welcher Teil der Wirbelsäule verschraubt sich am meisten? Für welchen der obengenannten Bereiche stimmen Sie?

Wenn Sie sich für die Lendenwirbelsäule entschieden haben, plagen Sie wahrscheinlich schon Kreuzprobleme. Dies ist leider die schlechteste Idee, die Wirbelsäule zu drehen, denn die starken Lendenwirbel sind so konstruiert und ineinandergesetzt, dass sie sich nicht drehen können. Sie haben die Aufgabe, die Wirbelsäule und Körpermitte aufrecht und stark zu halten und das Gewicht des Oberkörpers zu tragen. Wenn wir uns in diesem Bereich zu drehen versuchen, haben wir schnell ein Problem im Lendenbereich, und die Wirbel verkanten sich.

Haben Sie für die Halswirbelsäule gestimmt, so ist dies leider die zweitschlechteste Idee. Der größte Teil der Halswirbelsäule hat vom Prinzip eine ähnliche Aufgabe wie die Lendenwirbelsäule, er muss nämlich das Haupt tragen und hat so auch nur wenig Drehmöglichkeit, ohne sich zu verkanten. Das Drehmoment, das wir im Hals wahrnehmen, stammt nur von den letzten beiden Halswirbeln, von Atlas und Axis. Der Atlas ist der letzte Halswirbel und trägt den Kopf. Axis ist der darunterliegende Wirbel, der mit einem Zapfen in den Atlas hineinragt und so dem Kopf ein großes Drehmoment verschafft.

Haben Sie für die Brustwirbelsäule gestimmt, liegen Sie ganz richtig, und Ihre Wirbelsäule ist wahrscheinlich in einem guten Zustand. In der Tat sind die Brustwirbel so konstruiert, dass sie sich am meisten seitlich verschrauben können.

Diese anatomischen Grundprinzipien sollten Sie sich bewusst machen, wenn Sie die Yoga-der-Erde-Übungen für die Wirbelsäule ausführen. Bei den Spiralübungen für die Wirbelsäule wollen wir vor allem den Brustwirbelbereich spiralig verschrauben und öffnen. Dies ist für einen freien, koordinierten Gang wichtig und öffnet den Lungen- und Herzraum. Die Öffnung des Atlas-Axis-Bereichs in der Halswirbelsäule während dieser Übung macht eine schnelle Orientierung und Reaktion möglich und sorgt dafür, dass der Kopf frei ist.

Die spiraligen Verschraubungen der Wirbelsäule, die auch in einigen Yoga-Haltungen oder zum Beispiel im Pilates-Training vorkommen, haben alle dasselbe Ziel, vor allem die Brustwirbelsäule beweglich zu halten. Die Brustwirbelsäule ist statistisch gesehen bei sehr vielen Menschen sehr unbeweglich, was die Ursache für Beschwerden im Lenden- oder Nackenbereich sein kann.

Die Entdeckung der Lebenswelle

Auf der körperlichen und seelischen Fortbewegungsebene wurden das Yoga der Erde und meine Behandlungsmethode noch ganz entscheidend durch die Entdeckung der Lebenswelle in den Füßen und in der Wirbelsäule geprägt. Beim Beobachten von Menschen, die natürlich laufen, zum Beispiel bei afrikanischen oder neuseeländischen Naturvölkern, ist mir aufgefallen, dass die Wirbelsäule eigentlich ständig in ihrer S-Form schwingt. Ganz deutlich wird dies beim Laufen. Die Wirbelsäule schwingt, eine Wellenbewegung setzt sich in ihr fort, und der Kopf schwebt frei auf der Wirbelsäule. Diese Wellenbewegung hat ihren Ursprung bei der Atembewegung und beim Laufen, denn gesunde, energetisch offene Füße bewegen sich ebenfalls in einer Wellenbewegung beim Abrollen. Die Wellenbewegung im Fuß wird besonders deutlich sichtbar entlang der Wirbelsäulenlinie an der Innenseite der Fußsohle.

Alles Lebendige schwingt im Grunde in mehr oder weniger großen und schnellen Wellen: Leben ist Bewegung in der Welle. Dies trifft wie bei der Spirale sowohl auf den Mikro- als auch den Makrokosmos zu. Unsere Gehirnaktivität kann in Form elektrischer Wellen registriert werden, Gefühle weisen deutlichen Wellencharakter auf – denken Sie nur an eine »Welle des Zorns« oder »des Glücks«, die uns durchfluten. Das pulsierende Blut in unseren Adern wird wellenartig wahrgenommen, die Atmung geschieht als wellenartiges Ein- und Ausatmen der Luft. Die meisten Transportbewegungen im Inneren des Organismus wie in den Därmen, Harnleitern oder Gallengängen erfolgen ebenfalls wellenartig. Auch die Geburtswehen haben einen wellenartigen Rhythmus.

Die Bedeutung der Welle für die Füße und die Wirbelsäule

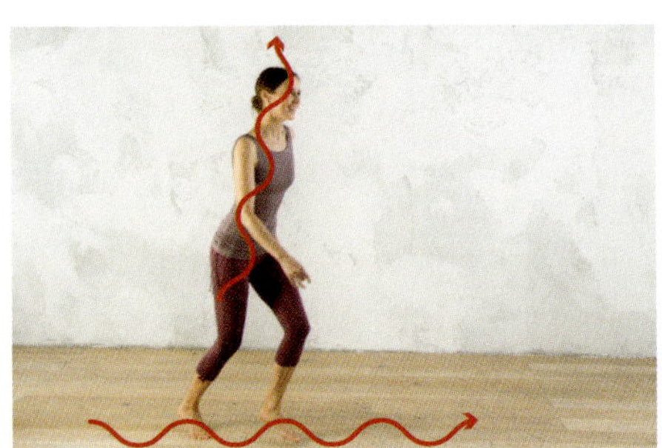

Die Lebenswelle beim Laufen: Sie wirkt ganz entscheidend in den Füßen und in der Wirbelsäule

Wenn die Wellenbewegung in den Füßen ungehindert möglich ist, können wir uns »ungebremst« fortbewegen; und die Lebensenergie, die unter anderem auch von der Erde aufgenommen wird, kann frei fließen. Wir sind im »Flow« und schreiten auf der Lebenswelle dahin. (Mit »Flow« [»Fluss«] ist ein gleichsam tranceartiger Zustand des Einsseins mit sich selbst gemeint, wobei sich zum Beispiel das Zeitgefühl relativieren und sich ein intensives, eher kindliches, sehr großes Glücksgefühl einstellen kann.) Auf der muskulären Ebene sind die Aktiv- und Passivmomente ausgeglichen, und wir verbrauchen beim Laufvorgang keine unnötige Energie. Diese weiche Wellenbewegung wird auch über die Faszien auf den Körper übertragen und bringt uns angenehm in Schwingung und Bewegung. Darüber hinaus werden die Organbereiche der Fußreflexzonen durch diese Wellenbewegung harmonisiert.

Leider sind unsere Zivilisationsfüße oft nicht mehr so offen und beweglich. Mehr oder weniger starke Verkrampfungen in den Füßen, die auch psychische Ursachen haben können, stören den ungehinderten Fluss der Lebenswelle: Die Lebenswelle hat einen »Cut«, einen »Schnitt« beziehungsweise eine »Unterbrechung« – sie kann nicht mehr frei fließen, Energie kann sich stauen, was zu Fußproblemen führen mag. Hier setzt wieder das Yoga der Erde an oder in speziellen Fällen auch meine Behandlungsmethode mit der Lebenswelle, die ich später noch erläutern werde.

Ähnliche Prinzipien wirken auch in der Wirbelsäule. Ist die Wirbelsäule beweglich und frei von Blockaden, schwingt sie eigentlich ständig in einer mehr oder weniger großen Wellenbewegung. Sind wir in relativer Ruhe, erzeugt die Atmung einen feinen, wellenartigen Impuls in der Wirbelsäule. Beim Laufen wird dieser noch intensiver, da sich die Bewegung der Füße beim Laufen – die idealerweise ein wellenförmiges Abrollen ist – auf den ganzen Körper und somit auch auf die Wirbelsäule überträgt. Unsere Lebensenergie wird ständig harmonisch bewegt und kann sich von unserer körperlichen und energetischen Achse aus, der Wirbelsäule, frei im Körper verteilen.

Dass die Wirbelsäule nicht immer ihrer Bestimmung gemäß frei schwingt, kennen wir fast alle aus dem Alltag. Haben wir einen stressigen Tag hinter uns, versteift sich oft auch unsere Wirbelsäule an unseren Schwachstellen. Sind wir unausgeglichen, blockiert gern mal ein Wirbel; haben wir uns erschrocken oder wirklich Angst, sitzt uns manchmal die Angst im wahrsten Sinne des Wortes im Nacken, und wir sind verspannt. Die Wellenbewegung der Wirbelsäule hat dann auch einen »Cut«, die Welle kann nicht frei durch die Wirbelsäule schwingen, außerdem sind wir in anderen Bereichen des Körpers verspannt. Die Verspannungen entstehen zuerst an der feinen Muskulatur neben der Wirbelsäule, die zum größten Teil unwillkürlich auch auf innere und psychische Vorgänge reagiert. Die Muskulatur nenne ich gern »Schlangenmuskulatur«, weil sie maßgeblich daran beteiligt ist, dass sich unsere Wirbelsäule wellenartig schlängeln kann.

Diese Muskulatur ist sehr reaktiv und kann über Verspannungen und Verengungen Wirbelblockaden mit Beeinträchtigung der von der Wirbelsäule austretenden Nerven verursachen. Dadurch können Schmerzen entstehen und auch Organe geschwächt werden. Eine frei bewegliche Wirbelsäule, das heißt auch eine geschmeidige »Schlangenmuskulatur«, ist letztlich für die Gesundheit des ganzen Organismus sehr wichtig.

In Indien sagt man, ein Mensch ist so alt beziehungsweise jung, wie seine Wirbelsäule beweglich ist. Daher ist es auch ein Hauptziel vieler Yoga-Richtungen, die Wirbelsäule geschmeidig werden zu lassen und diese Geschmeidigkeit bis ins hohe Alter zu erhalten.

Im Yoga der Erde hat sich vor allem das »Kleine Krokodil« (siehe »Verzeichnis der Übungen« am Ende des Buches) sehr bewährt, um sanft Verspannungen in der Wirbelsäulenmuskulatur zu lösen und das Gefühl für die Lebenswelle in der Wirbelsäule wiederzuerlangen.

Der therapeutische Nutzen der Lebenswelle

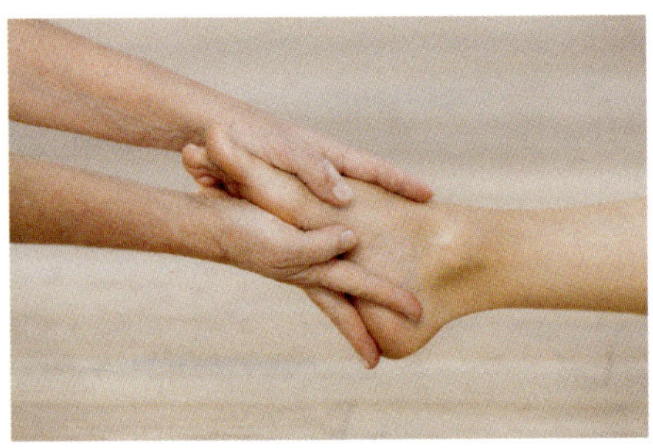

Behandlung mit der Lebenswelle

Sehr wirksam, unter anderem auch für die Wirbelsäule, hat sich die Lebenswelle als Behandlungsmethode am Fuß erwiesen. Lässt man den Füßen die Lebenswellenbewegung zukommen, kann man zuerst an der Art und Weise und daran, wie weit die Lebenswelle überhaupt möglich ist, fast diagnostisch vorgehen. Man wird anhand der »Cuts« feststellen können, in welchem Bereich im Fuß die Lebenswelle nicht »rundläuft« oder blockiert ist. Ist dies entlang des Reflexzonenbereichs der Wirbelsäule der Fall, kann man oft auch Rückschlüsse auf die Wirbelsäule und entsprechende Organbereiche ziehen.

Manchmal zeigen sich die Blockaden aber auch nur in den Füßen. Nun kann man versuchen, die Blockaden im Fuß durch sich immer wiederholende Lebenswellen sanft zu lösen. Dazu scheint die Bewegung der Welle besonders gut geeignet, unter anderem vielleicht deshalb, weil das Aktiv- und das Passivmoment in einer Welle sehr ausgeglichen ist.

Bei der therapeutischen Anwendung der Lebenswelle liegt der Mensch idealerweise auf einer bequemen Behandlungsliege oder auf einer Unterlage auf dem Boden. Eine Hand liegt Sicherheit gebend unter dem Fuß, die zweite liegt schützend auf dem Fußrücken. Durch die nun ausgeführten Wellenbewegungen, die der behandelnde Mensch auch selbst in seinem Körper durch Bewegung erzeugt, gerät der Klient sehr schnell in einen Entspannungszustand, der sehr tief gehen kann. Da der Entspannungszustand aber auch mit Bewegung zu tun hat, berichten viele Menschen von einem tiefen, sehr getragenen Entspannungszustand mit oft gleichzeitigen Erfahrungen des »Flow«. Bei manchen wird auch intensiv das innere Bilderleben angeregt, was die Betroffenen in der Regel als sehr angenehm und erfüllend erfahren. In jedem Falle aber fühlen sie sich getragen im Leben, erfüllt, und sie haben das Gefühl, auf der Lebenswelle sanft voranzuschreiten. Im Grunde »wird« der Mensch in einer komplett sicheren Position durch das Leben »gegangen«, weil in Entspannung das natürliche Gehen mit Unterstützung nachgestellt wird.

Auf einer sanften Ebene finden nun die möglichen Lösungsprozesse auf körperlicher und seelischer Ebene statt. Durch das Umfassen und Unterstützen der Fußsohle bei dieser Wellenbewegung wird das Urvertrauen gestärkt, und das Gefühl des Getragenwerdens verbreitet sich auf den ganzen Körper. Dies ist übrigens schon ein Notfalltipp für Menschen, die in Schocksituationen geraten und/oder hyperventilieren: Umfassen Sie einfach sanft, aber beherzt den Fuß des Betroffenen, egal, ob er sitzt oder liegt, und er wird sich meist beruhigen und wieder »runterkommen«. Noch intensiver wirkt dann die Lebenswelle, weil sie eben auch die entstandenen Blockaden sanft löst, die Atmung harmonisiert und Vertrauen schenkt.

Dies passiert sowohl auf körperlicher Ebene als auch auf der psychischen. Auf der körperlichen löst die Lebenswelle zunächst Blockaden im Fuß und in der Wirbelsäulenlinie. Diese organische Bewegung setzt sich durch den Körper nach oben fort und kann alle Gewebe sanft massieren und öffnen.

Dies kann man auf feine Art und Weise meist auch am Atem beobachten, der dann nach und nach im ganzen Körper seine wellenartigen Bewegungen nachspüren lässt. Auf der noch konkreteren Ebene sind es die Faszien, die sich allmählich lösen und wieder eine freie Bewegung auf dieser netzwerkartigen Ebene des Körpers möglich machen. Durch die sanfte Wellenbewegung wird auch der Lymphfluss angeregt. Alles Fließen der Flüssigkeiten in unserem Körper korrespondiert auch mit unseren Gefühlen.

Auf seelischer Ebene kann meiner Erfahrung nach eine sehr sanfte Traumaverarbeitung stattfinden, da die Lebenswelle das ganz natürliche Lebensprinzip darstellt, das immer auch ausgleichend wirkt, da in der Welle das aktive und passive Prinzip gleichwertig wirken. Eine organische ausgeglichene Welle mit sanften Amplituden wirkt kaum aktiv traumaauslösend, kann aber mögliche anstehende Themen sanft in Bewegung bringen und hat eine aktiv fortschreitende Wirkung. Ein eventuell blockierter Jetztzustand mag sacht angestoßen werden, der Mensch kann sich auf körperlicher wie seelischer Ebene in seinem Tempo fortbewegen und seinen Weg gehen, von der Basis des Getragenwerdens aus, die durch das Halten des Fußes vermittelt wird.

Da sich die Arbeit an den Füßen immer auch stabilisierend auf die Psyche eines Menschen auswirkt, habe ich durch die Lebenswelle noch keine unkontrollierten Traumaauslösungen erlebt, was wir natürlich auch vermeiden müssen, wenn wir nicht als Psychotherapeuten ausgebildet sind. Dennoch wirkt die Lebenswelle an den Füßen sehr tief greifend und hat schon vielen Menschen geholfen, einen großen Schritt auf ihrem psychischen und spirituellen Weg voranzuschreiten. Auf jeden Fall sollte sie in sehr achtsamer und liebevoller Einstellung ausgeführt werden, ohne jeden Anspruch, in Prozesse einzugreifen oder diese auslösen zu wollen. So hat sich die Behandlungsmethode »Lebenswelle« als ein sehr wirksames »Hausmittel« erwiesen, das in einer »ganzheitlichen Hausapotheke« nicht fehlen sollte.

Zwei Körpertypen auf verschiedenen Füßen unterwegs – Die Terlusollogie

Vielleicht sind Sie schon einmal der Typenlehre aus der indischen Gesundheitswissenschaft des Ayurveda begegnet, wobei drei Menschentypen unterschieden werden. Dort sind es die sogenannten Doshas, die Grundprinzipien Vata, Pitta und Kapha, die diese drei Grundtypen erheblich prägen.

Im Hinblick auf das Yoga der Erde, das seinen kulturellen Bezug auch in westlichen Kreisen hat, möchte ich Ihnen gern eine weitere Typenlehre vorstellen, die ich als sehr hilfreich erfahren durfte, die *Terlusollogie*. Das Wissen der Terlusollogie ist in den vierziger und fünfziger Jahren von dem Musikprofessor Erich Wilk entdeckt und zusammengetragen worden. Dieses Wissen wurde von der mittlerweile hochbetagten Kinderärztin Dr. Charlotte Hagena und nun auch ihrem Sohn Christian Hagena weiterentwickelt und dann auch gelehrt.

In der Terlusollogie geht es ganz vereinfacht ausgedrückt um die Auswirkungen des Mondes (lateinisch ***lu**na*) und der Sonne *(**sol**)* auf die Lebensprinzipien auf der Erde *(**ter**ra)*. Sonne und Mond wirken intensiv auf die Bildekräfte in einem Organismus.

Das lunare Prinzip (Mondprinzip) ist das ausdehnende, horizontal wirkende Prinzip, das solare (Sonnenprinzip) wirkt verengend und aufrichtend. Eine der Grundentdeckungen der Terlusollogie sind die beiden Atemtypen, die beim Menschen auftreten, woraus zwei sehr entgegengesetzte Typen entstehen: der lunare und der solare Typus.

Lunarer und solarer Körpertypus

Beim **lunaren Typus** wirkte zum Zeitpunkt der Geburt, genau genommen beim ersten Atemzug auf dieser Erde, im Übermaß die Kraft des Mondes auf den kleinen Organismus ein, die wie gesagt eine ausdehnende Wirkung hat. Somit erfuhr der Organismus eine *Betonung auf das Einatmen*, das dem Ausdehnungsprinzip entspricht. Der Atemtypus wurde so auf *aktives Einatmen und passives Ausatmen* geprägt. *Der lunare Mensch ist ein »Einatmer«.*

Umgekehrt verhält es sich beim **solaren Typus**. Zu seiner Geburtszeit überwog das solare Prinzip, die Sonne hatte mehr Einfluss, es gab eine *Betonung auf das Ausatmen*, der Rhythmus – *aktives Ausatmen, passives Einatmen* – wurde geprägt. *Der solare Mensch ist ein »Ausatmer«.*

Über diese sehr frühe Atemprägung bilden sich dann zwei sehr unterschiedliche Körpertypen heraus mit einer leicht verschiedenen Art der Wahrnehmung, mit einem etwas anderen Stoffwechsel, mit anderer sinnvoller Ernährung, mit anderen Vorlieben und Gewohnheiten (siehe Tabelle).

Lunarer Typus	**Solarer Typus**
Atmung	
aktives Einatmen, passives Ausatmen	aktives Ausatmen, passives Einatmen
aktive Einatmung vor anstrengender Tätigkeit	aktive Ausatmung vor anstrengender Tätigkeit
Ernährung	
verträgt tierische Fette	verträgt gut pflanzliche Fette
Kartoffeln, Mais, Roggenbrot	Nudeln, Weizenbrot
saure Früchte	süße Früchte
wenig Zucker	Zucker erlaubt
drei kräftige Mahlzeiten täglich	mehrmals kleinere Mahlzeiten
braucht viel Wasser	braucht weniger Wasser

Lunarer Typus	**Solarer Typus**
Optimale Sitzhaltung	
mit Lehne	ohne Lehne
Rücken entspannt	Rücken gerade
Beine gestreckt	Becken nach vorn gekippt
Kopf leicht angehoben	Kopf leicht nach unten geneigt
fühlen sich auf einem Barhocker ohne Lehne unsicher	mögen es, auf einem Barhocker zu sitzen
Stehen	
rechtes Bein ist Kraftbein	linkes Bein ist Kraftbein
linkes Bein ist seelisches Impulsbein, daher eher rechtsbetontes Stehen mit locker gestreckten Beinen	rechtes Bein ist seelisches Impulsbein, daher eher linksbetontes Stehen mit leicht gebeugten Beinen
leicht nach hinten geneigter Oberkörper	leicht nach vorn geneigter aufrechter Oberkörper
Gehen	
Gewicht auf der Ferse	Gewicht auf dem Vorfuß
kleine, lockere Schritte	größere, ausgreifende Schritte
Arme schwingen locker mit	Arme sind etwas angewinkelt, kraftvoll

Test: Was ist mein Atemrhythmus?

Um herauszufinden, welchem der beiden Atemtypen Sie zuzuordnen sind, können Sie folgenden Test machen: Heben Sie etwas relativ Schweres aus einem Regal über Kopfhöhe und prüfen Sie dabei, ob das mit einer vorausgehenden Einatmung oder mit einer Ausatmung leichter geht. Versuchen Sie wirklich beide Versionen, damit Sie sicher sagen können, was besser funktioniert.

Wenn Sie nun den Gegenstand mit einer *Einatmung* leicht hinunterheben können und mit einer Ausatmung das Gefühl haben, Ihr Körper sei zu kurz, dann sind Sie ziemlich sicher ein »Einatmer«, ein *lunarer* Typ.

Wenn Sie den Gegenstand nur mit einer *Ausatmung* leicht herunterheben können und mit einer Einatmung dann nicht mehr genug Energie hätten, den Gegenstand herunterzuheben, sind Sie wahrscheinlich ein »Ausatmer«, ein *solarer* Typ.

Falls Sie interessiert sind und Ihren Atemtypus ganz sicher berechnen wollen, dann können Sie beispielsweise auf folgende Internetseite gehen: www.hagena.info. Hier haben Sie die Möglichkeit, Ihren Körpertypus mit Ihrem Geburtsdatum genau zu berechnen.

Atembeobachtung: Lunarer und solarer Atem gegen Stress

Für das Yoga der Erde und die Arbeit mit den Füßen ist besonders der Atemrhythmus und die Verschiedenartigkeit der beiden Körperseiten und Füße beziehungsweise die modifizierte Gangart interessant. Bei stressbedingten Fuß- und Körperproblemen hat es sich schon sehr oft bewährt, den Klienten ihre typengerechte Atmung nahezubringen. Interessanterweise reagiert der Mensch in Stresssituationen nämlich mit seinem gegenteiligen Atemmuster; das heißt, der eigentliche Einatmer beginnt unter Stress plötzlich, aktiv auszuatmen, fängt an zu pumpen und verliert immer mehr Energie. Der Ausatmer beginnt zu »japsen«, was ihm gar nicht guttut und bis zur Hyperventilation führen kann. Erinnert sich der Mensch gerade in Stresssituationen oder wenn er besonders viel Kraft benötigt, an sein in ihm angelegtes Atemmuster und kann er »umschalten«, wird er mehr Energie »tanken« und auch in herausfordernden Situationen ruhig und kraftvoll bleiben können.

In Entspannung ausgeführt, hat die typengerechte Atemtechnik den Effekt, dass wir sehr schnell in einen meditativen Zustand gelangen und Kraft schöpfen.

Sehr interessant bei beiden Atemtypen sind die Pausen beziehungsweise Übergänge nach der aktiven Ein- oder Ausatmung, woraus sich auch eine Herausforderung, ein typisches Grundlebensthema beziehungsweise eine Lebenslernaufgabe für den jeweiligen Atemtypus ergibt.

Nach dem aktiven Einatmen beim **lunaren Körpertypus** folgt das passive Ausatmen. Um nach einer aktiven Einatmung passiv auszuatmen, muss ein völliges Umschalten der Dynamik stattfinden. Das Ausatmen passiert ohne jegliches aktives Dazutun, der Brustkorb sinkt einfach durch sein Eigengewicht zusammen, das Ausatmen passiert völlig passiv. Dazu ist die Qualität des *Loslassens* nötig, die *Hauptlebensaufgabe des lunaren Typus*.

Probieren Sie es aus. Wenn Sie ein *lunarer Typus* sind: Legen Sie sich entspannt hin, atmen Sie tief und kräftig in den ganzen Brustkorb ein und warten Sie dann, bis sich ohne Ihr Zutun das Ausatmen von allein einstellt, indem der Brustkorb durch sein Eigengewicht zusammensinkt.

Dieser Moment zwischen Ein- und Ausatmen ist der entscheidende Moment im Atemvorgang, dem Sie meditativ Ihre Aufmerksamkeit schenken sollten. Es fühlt sich an wie der Moment, wenn Sie in einer Schiffschaukel am höchsten Punkt kurz stillstehen und die Schaukel durch ihr eigenes Gewicht dann wieder hinunterfällt. In diesem Augenblick, der sich eine kleine Ewigkeit ausdehnen kann, passiert dieses große »*Loslassen*«, das dem lunaren Typ so guttut und ihm vermehrte Lebensenergie schenkt.

Machen Sie diese Atemübung 3 bis 5 Minuten lang und spüren Sie, wie sich Ihre Lebensenergie und Entspannungsfähigkeit erhöhen werden.

Denken Sie in Stresssituationen oder wenn Sie Extrakraft brauchen, zum Beispiel beim Radfahren am Berg, an das *aktive Einatmen* und das *Loslassen beim Ausatmen*.

Anders beim **solaren Typus:** Legen Sie sich entspannt hin, den Kopf gern leicht erhöht mit einem Kissen, und atmen Sie aktiv aus, indem Sie den ganzen Brustkorb leicht komprimieren. Dann warten Sie ab, bis *von* *allein* ein Einatmungsimpuls entsteht. Dies ist der entscheidende Moment im Atemvorgang des solaren Typus. Warten Sie wirklich ab, bis der Einatmungsimpuls passiv entsteht und Sie ohne Ihr Zutun mit Luft und Sauerstoff erfüllt werden. Dies ist wie ein »kleiner Tod« und bedarf der Hingabe und des Vertrauens, dass wir immer wieder mit Lebenskraft aus der Atemluft versorgt werden, ohne aktiv werden oder kämpfen zu müssen. *Die Lebensaufgabe,* die der solare Typus lernen darf, ist die, das Vertrauen zu entwickeln, dass *Erfüllung* (ohne Kampf) und sich »passiv erfüllen zu lassen« möglich ist.

Machen Sie diese Atemübung 3 bis 5 Minuten lang und spüren Sie, wie sich Ihre Lebensenergie und Entspannungsfähigkeit erhöhen werden.

Denken Sie in Stresssituationen oder wenn Sie »Extrakraft« brauchen, zum Beispiel beim Radfahren am Berg, an das *aktive Ausatmen* und das »*Sicherfüllenlassen*« beim Einatmen.

Die Körperseiten bei lunarem und solarem Typus

Interessant bei den beiden Körpertypen ist auch die Verschiedenartigkeit der beiden Körperseiten beziehungsweise Füße.

Beim **lunaren Typus** ist das rechte das körperliche Kraftbein und das linke das seelische Impulsbein. »Kraftbein« heißt in diesem Falle das Bein, von dem aus man sich abstößt, das erst mal die größere Erdung hat. Das seelische Impulsbein drückt ganz direkt einen Impuls des Körpers aus, wenn dieser Impuls von innen kommt und uns unmittelbar entspricht. Das heißt, wenn der lunare Typus ganz überzeugt auf etwas zugeht, was er wirklich von innen heraus gewählt hat, geht er instinktiv zuerst mit dem linken Bein los und drückt sich mit dem rechten ab. Idealerweise steht der lunare Typus also eher mit dem Gewicht auf das rechte Bein verlagert, damit er das linke frei hat, um einen aufkommenden Impuls direkt zum Ausdruck zu bringen.

Umgekehrt ist es beim **solaren Typus:** Hier ist das linke das körperliche Kraftbein, das rechte das seelische Impulsbein. Idealerweise steht dieser Typus besser auf das linke Bein verlagert, um ohne Blockade seine Impulse zum Ausdruck bringen zu können.

Interessant ist dieses Wissen im täglichen Leben, wenn Sie in die Öffentlichkeit treten, zum Beispiel auf eine Bühne oder auf ein Rednerpult zugehen. Stellen Sie sich auf Ihr Kraftbein und gehen Sie beim Impuls zu gehen mit Ihrem seelischen Impulsbein los. Sie werden energetisch wesentlich überzeugender an Ihrem Platz ankommen. Wenn Sie mit dem »falschen Fuß« loslaufen, stehen Sie sich energetisch zunächst einmal ein wenig selbst im Weg, und die Energie kommt etwas holprig in Gang. Das sind natürlich nur Nuancen, aber ganz interessant auszuprobieren – gerade auch für Kinder, wenn sie vielleicht ihr erstes »Referat« halten oder an der Tafel in der Schule etwas vorrechnen müssen. So kann man viel für seine Präsenz tun.

Des Weiteren gibt uns diese Typenlehre auch mögliche Zusatzinformationen, wenn ein Fußproblem zum Beispiel nur einseitig auftritt. Angenommen, ein deutlicher Hallux valgus zeigt sich bei einem lunaren Menschen nur auf der linken Seite, also der seelischen Impulsseite. Da könnte man nachforschen, durch was eventuell der direkte Ausdruck der seelischen Impulse der Persönlichkeit blockiert wird. Beim Hallux eines lunaren Menschen auf der rechten, der Kraftseite, würde ich eher nach körperlichen Kraftblockaden Ausschau halten. Umgekehrt natürlich wieder beim solaren Typus.

Noch zwei Gangarten

Durch die verschiedene Wirkungsweise der beiden Atemrhythmen und die etwas unterschiedlichen Bildekräfte, die im Körper wirken, entwickeln sich bei den beiden Typen auch zwei unterschiedliche Gangmuster:

- Beim **lunaren Gangmuster** ist das Hauptgewicht idealerweise auf den Fersen (Erdung ist besonders wichtig für den lunaren Typus, da

er zur Ausdehnung neigt und als Gegenpol die Erdung dringend braucht). Die Schritte sind locker, aber nicht allzu groß. Die Arme schwingen locker gestreckt, das Gehen ist eher ein »Schlendern«.
- Der **solare Typus** »schreitet« mit Betonung auf dem Vorfuß eher in großen Schritten und bewegt die leicht angewinkelten Arme dynamisch.

Die Anleitung hin zum typgerechten Gehen kann oft viel Dynamik und auch Freiheit in der Körperwahrnehmung bewirken. Da unser Gang aber so etwas Individuelles ist und sehr viel von unserer Persönlichkeit und Befindlichkeit zum Ausdruck bringt, sollten angeleitete Veränderungen immer als Einladung und Inspiration dienen. Gerade bei Kindern und Jugendlichen in wichtigen Entwicklungsphasen habe ich die Erfahrung gemacht, dass es oft sogar kontraproduktiv wirkt zu sagen: »Nun geh doch mal so und so und halt dich aufrecht.« Der momentane Ausdruck des Gehens zeigt sehr deutlich, wie es dem Menschen gerade geht oder wie er aktuell eben mehr oder weniger gerade durchs Leben gehen kann oder will. Manchmal wollen die Füße und Knie nach innen genommen werden, um sich zu schützen.

Veränderungen am Gehen sollten wie gesagt immer als Einladung formuliert werden, doch mal auszuprobieren, wie es sich *anfühlt*, so oder so zu laufen:

- Ein verhaltener **solarer Mensch**, der mit kleinen Schritten und hängenden Armen unterwegs war, kann viel Lebenskraft und Lebensfreude entdecken, wenn er das majestätische Schreiten mit dynamischen Armen ausprobiert.
- Ein mit verkrampften Armen, auf Zehenspitzen tänzelnder **lunarer Typ** kann seine Kraft und überzeugenden Ausdruck entdecken, wenn er den schlendernden Gang mit entspannten Armen und gut geerdeten Füßen – sprich den Fersengang – entdeckt.

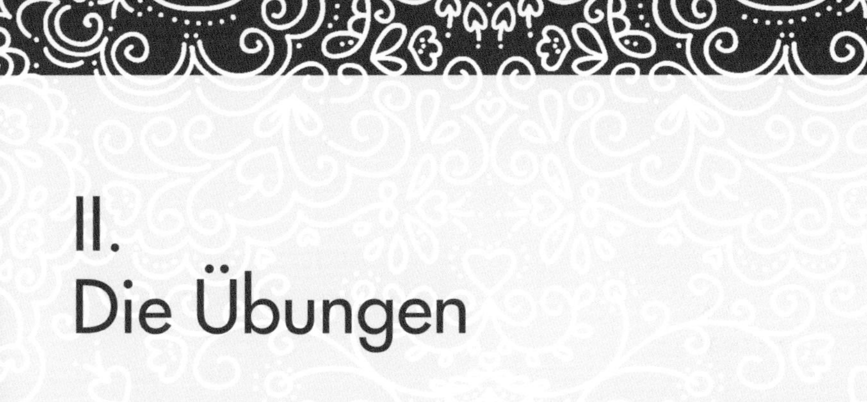

II.
Die Übungen

Damit Sie die im Folgenden beschriebenen Übungen gern ausführen, ist es wichtig, sie für Ihre Sinne möglichst »schmackhaft« zu gestalten. Daher arbeite ich unter anderem auch sehr viel mit inneren Bildern. Würzen Sie die Übungen in Ihrer Vorstellung mit Farben, Licht und guten Gefühlen, dann werden Sie sie genießen.

Auch unser Körper beziehungsweise unsere Körperweisheit reagieren sehr gut auf Bilder, daher versuche ich ebenso, die Anatomie bildlich mit in die Übungen einfließen zu lassen. Falls es Ihnen schwerfällt, die angebotenen Motive zu visualisieren, lassen Sie sich davon nicht unter Druck setzen, sondern bleiben Sie dann lieber bei Ihrem eigenen Gespür und Körpergefühl – denn nicht jeder Mensch ist visuell und erst recht nicht gleich veranlagt, und das ist völlig in Ordnung so.

Die hier beschriebenen Übungen sind in die folgenden Kategorien aufgegliedert:

- In **Übungsteil 1 und 2** finden Sie Übungen speziell für die Füße, die aber natürlich auch ganzkörperlich und auf Ihr Energiesystem wirken und gut in den Alltag eingebaut werden können.
- In **Teil 3** sind die **Yoga-der-Erde-Zyklen** aufgeführt, denen Sie sich widmen mögen, wenn Sie etwas mehr Zeit für sich investieren und Ganzkörperübungen ausführen möchten oder können. Sie haben die Möglichkeit, sich hier ein eigenes Yoga-Programm zusammenzustellen und Ihre persönlichen Fußübungen aus den ersten beiden Übungsteilen darin zu integrieren.

Grundsätzlich ist jede Übung beziehungsweise jedes Übungsritual ein in sich abgeschlossener Vorgang und kann je nach Bedarf auch einzeln geübt werden. Vielleicht mögen Sie sich aber auch ein längeres Übungsprogramm aus den drei Kategorien zusammenstellen, wenn Sie auch Ganzkörperübungen durchführen wollen. Beginnen Sie in diesem Falle mit den **Lebensübungen** im Liegen, bauen Sie dann Ihre **Fußübungen** ein und enden Sie mit den **Stehübungen** oder dem **Berglöwen** für Fortgeschrittene. Überfordern Sie sich aber nicht mit zu vielen Übungen. »Weniger ist manchmal mehr«, und besonders die Regelmäßigkeit hat einen großen Effekt. Viel Spaß dabei!

Übungsteil 1: Alltagsübungen zur Gesunderhaltung der Füße und des Energiesystems

Wie fühlen Sie sich nach einer vierstündigen Fahrt auf der Autobahn im Gegensatz zu einer entsprechenden Schiffsreise auf den Wellen des Meeres? Vorausgesetzt, Sie sind nicht seekrank, werden Sie sich nach einer Schiffsreise in Wellenbewegungen wahrscheinlich energetisiert und lebendig, ja lebensfreudig fühlen. Eine Autofahrt auf ebener Strecke hat eher eine ermüdende und stressende Wirkung, auch die Bandscheiben freuen sich nicht über die Stoßwirkung und die starre, aufrechte Haltung beim Sitzen.

Beim natürlichen Gehen läuft es von der Bewegung her ähnlich wie bei einer Schiffsreise. Der Fuß rollt idealerweise in einer Wellenbewegung ab. Wenn unsere Füße beim Laufen ihre natürliche Wellenbewegung ausführen, wird letztlich unser ganzer Körper wellenförmig bewegt, was uns auf eine harmonische Weise energetisiert. Dabei bewegt sich eine harmonische Welle durch alle Strahlen des Fußes und wirkt weiter nach oben über die entsprechenden Zonen.

»Strahlen« nennt man die fünf Mittelfußknochen und ihre Verlängerung mit den Zehen. Wenn unsere Füße frei und energetisch gesehen offen sind, empfinden wir diese Strahlen auch tatsächlich wie ein »Strahlen«. Jeder einzelne strahlt aus den Zehen heraus nach vorn, und wir nehmen den vor uns liegenden Weg gewissermaßen mit den Zehen wahr.

Beim natürlichen Laufen bewegen sich unsere Füße also idealerweise in Form einer Welle, die sich dann nach oben durch den ganzen Körper fortsetzt und so auch die Wirbelsäule in ihre natürliche Schwingung ver-

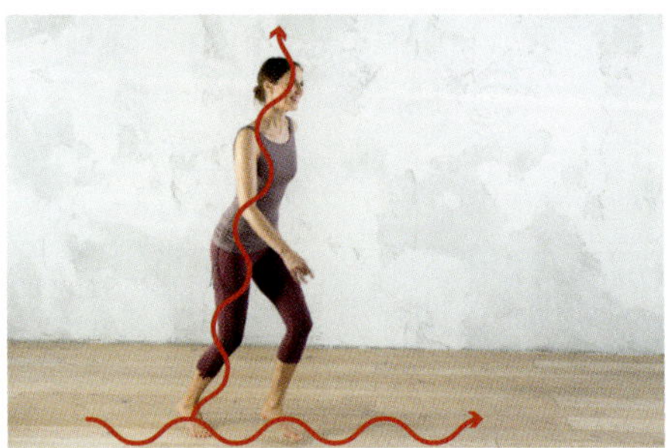

Mensch im »Swing«

setzt (Lebenswelle). Diese natürliche Wellenbewegung regt die Selbstheilungskräfte auf körperlicher und seelischer Ebene an. Daher ist Laufen unter anderem auch so heilsam.

Sehr deutlich ist diese Wellenbewegung während des Laufens wie gesagt bei Naturvölkern zu beobachten, wo die Menschen barfuß laufen und möglicherweise eine Last auf dem Kopf tragen. Denken Sie beispielsweise an die wunderschön anmutigen afrikanischen oder indischen Frauen, die schwere Gewichte auf ihrem Haupt balancieren. Sie gehen vollkommen aufrecht, und die lebenspendende Wellenbewegung durch die Wirbelsäule ist klar zu erkennen. Sie bewegen sich im »Swing« mit einem guten Kontakt zur Erde, und doch sind ihre Kopfsinne sehr wach, das Haupt scheint auf dem Hals zu schweben.

Natürliches Gehen

Dies ist eine gute »Übung«, um die Fähigkeit des **natürlichen Gehens** wiederzuerlangen:

- Balancieren Sie, wo das gefahrlos möglich ist, ab und zu einen Wäschekorb oder einen anderen mittelschweren Gegenstand auf dem Kopf, nachdem Sie vielleicht sogar die Schuhe abgelegt haben, und schreiten Sie stolz durch den Raum auf ein Ziel zu.
  Wirkung: lässt uns aufrecht, stolz und aufmerksam durchs Leben schreiten. Streckt den Nacken, fördert eine gute Haltung.

Die Wirbelsäule wird sich instinktiv aufrichten, wenn Sie den Gegenstand auf dem Kopf gegen die Schwerkraft balancieren. (Sie dürfen am

Anfang auch gern eine Hand zu Hilfe nehmen, achten Sie nur darauf, dass die entsprechende Schulter unten bleibt und Sie Ihren Kopf stolz aufrichten.)

Um die Füße richtig zu bewegen, stellen Sie sich vor, dass Wasser an Ihrem Körper hinunterfließt und an den Zehen nicht hinaufspritzt, sondern eben hinunterfließt. So bleiben die Zehen in jeder Laufphase entspannt, und die Lebenswelle kann frei durch Ihre Füße fließen, während die Wirbelsäule mitschwingt.

Wenn Ihre Zehen beim Laufen die Tendenz haben, nach oben zu zeigen – das heißt, das Wasser würde nach oben spritzen –, haben Sie ein relativ starkes Stressmuster in Ihren Füßen gespeichert. Vermutlich sind auch Ihre vorderen Fußgewölbe inaktiv, Sie stauchen Ihren Vorfuß, haben also möglicherweise einen Spreizfuß. Über die Reflexwirkung der Füße können so auch der Nacken- und Schulterbereich gestresst und verspannt sein.

Ist es Ihnen nicht möglich, den Vorfuß und die Zehen beim Laufen zu entspannen, führen Sie auch eine der unten vorgestellten Übungen für den Vorfuß oder die »Lebenswelle rückwärts« aus (siehe »Verzeichnis der Übungen« am Ende des Buches), um die »Cuts« in der Wirbelsäulenlinie zu lösen.

Entspannung des Vorfußes

Bei dieser Übung kann eine gute **Entspannung des Vorfußes** und eine **Aktivierung des Vorfußgewölbes** erzielt werden, die fast jeder »Zivilisationsfuß« nötig hat:

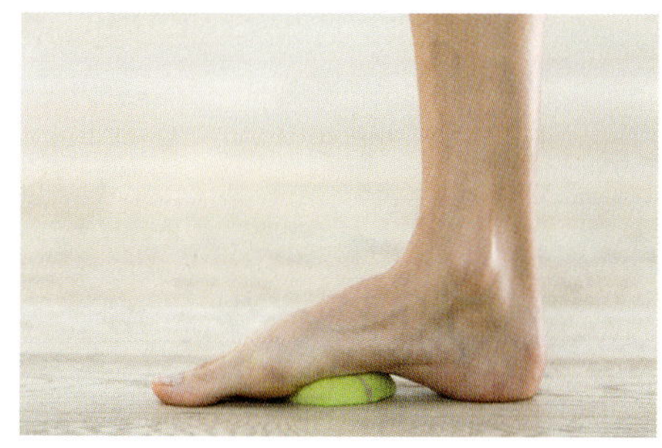

Entspannung des Vorfußes

- Stellen Sie sich mit der Mitte des Vorfußgewölbes (N1 = Anfang des Nierenmeridians) auf einen kleinen runden oder halbrunden Gegenstand, zum Beispiel einen kleinen Flummi (Gummiball), eine Kastanie oder einen halben Tennisball.

- Entspannen Sie den Vorfuß, indem Sie Ihr ganzes Körpergewicht in den Fuß hineinsinken lassen.
  Wirkung: entspannt den Vorfuß, löst Verspannungen im Schulter-Nacken-Kopf-Bereich, regt das Vorfußgewölbe an, wieder zu schwingen. Ein »Muss« nach dem Tragen von High Heels.

Wichtig ist dabei, den halben Tennisball oder den Gegenstand genau in der Mitte des vorderen Fußgewölbes zu platzieren. Dieses befindet sich exakt in dem kleinen Grübchen im Vorfuß (und nicht unter dem Fußballen), das entsteht, wenn Sie auf den Fersen sitzen, und entspricht auf energetischer Ebene dem Anfang des Nierenmeridians (N1) im Fuß. Wenn Sie sich nun auf einen dieser Gegenstände stellen, entspannt sich automatisch der Vorfuß, und die Zehen werden lang.

Diese Übung ist auch sehr gut mit den »Swingpointern« auszuführen, die ich hier gern vorstellen möchte.

Die »Swingpointer«

Während meiner Arbeit mit den oft sehr geschundenen Füßen von Flugbegleiterinnen habe ich ein kleines, sehr praktikables Trainingsgerät für die Füße entwickelt, die »Swingpointer«. Mit ihnen können einige Übungen energetisch noch intensiviert werden.

Die »Swingpointer« sind kleine elastische Halbkugeln, mit deren Hilfe Sie in die Lage versetzt werden, Ihre Füße in relativer Entspannung selbst zu massieren. Bei einer Selbstmassage der Füße mit den Händen ist es wegen der schwierigen Körperhaltung fast nicht möglich, sich dabei zu entspannen, und so hat die Massage nur bedingte Wirkung.

Im Gegensatz zu den oft empfohlenen ganzen Bällen zur Fußmassage im Stehen haben die »Swingpointer« den Vorteil, dass sie sich dank ihrer Halbkugelform am Boden festsaugen und so der Fuß nicht krallt beim Versuch, den Ball nicht wegrollen zu lassen.

Des Weiteren sind die »Swingpointer« akten- und handtaschentauglich, können also während eines anstrengenden Alltags in einer kurzen Pause leicht zum Einsatz kommen und so bei entsprechender Gelegenheit auch unterwegs Ihren Energiepegel wieder heben. Manche Leute, die im Büro tätig sind, legen sie für gelegentliche Pausen auch unter den Schreibtisch. Mit den »Swingpointern« kann grundsätzlich der ganze Fuß durchmassiert werden. Einen eher entspannenden Effekt hat der blaue halbe Ball, der »Swingpointer relax«, der etwas weicher ist.

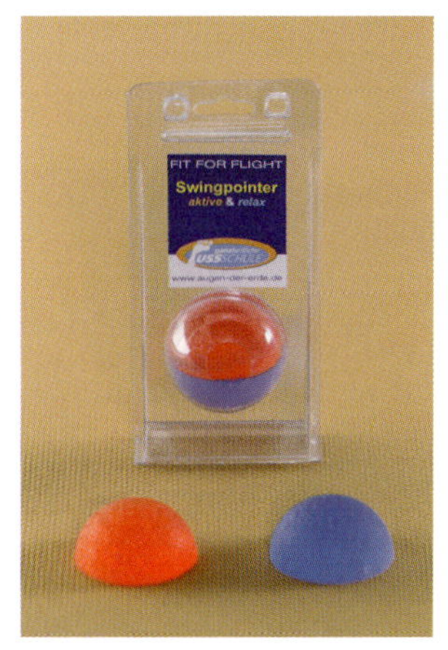

»Swingpointer aktive« und »Swingpointer relax«

Wollen Sie Ihren Fuß und Ihr Energiesystem eher aktivieren, nehmen Sie den orangefarbenen halben Ball, den »Swingpointer aktive«, und aktivieren Sie auch die Reflexzonen auf der Fußunterseite. Platzieren Sie den Swingpointer an einer entsprechenden Stelle unter Ihrem Fuß und stellen Sie sich mit Ihrem ganzen Körpergewicht auf den elastischen Ball. Entspannen Sie den gesamten Körper und lassen Sie sich dabei in Ihre Füße hineinsinken.

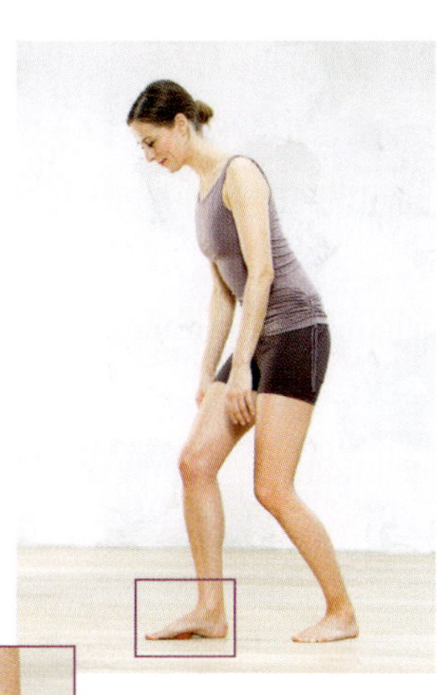

Fußmassage mit »Swingpointer«

Die »Swingpointer« sind in der »Ganzheitlichen Fußschule« erhältlich (siehe »Kontakt« am Ende des Buches), aber auch ein halbierter alter Tennisball leistet gute Dienste.

»Instant-Behandlungen« mit den »Swingpointern« bei Stress und Müdigkeit

Diese Übungen können auch mit einem halben Tennisball statt des »Swingpointers« ausgeführt werden. Wenn Sie nur sehr wenig Zeit haben, erzielen Sie hiermit einen »Sofortеffekt« bei **Stress** und **Hyperventilation:**

- Massieren Sie großflächig um den N1 (Mitte des vorderen Fußgewölbes) herum, indem Sie sich einige Male auf den »Swingpointer« oder einen halben Tennisball stellen und dabei Ihr ganzes Körpergewicht in den Fuß hineinsinken lassen.
  Wirkung: kann Stress und Verspannung lösen, wenn Sie den Niere-1-Punkt in der Mitte des vorderen Fußgewölbes massieren. Da sich hier auch die Reflexzonen des Solarplexusbereichs und des Zwerchfells befinden, normalisiert sich die Atmung sehr schnell.

Eine weitere Möglichkeit, bei **Stress** und **Aufregung** mit dem »Swingpointer« zu arbeiten, ist, die Wirbelsäulenlinie des Fußes von oben (Zehe/Kopf) nach unten (Ferse/Becken) durchzumassieren. So kommen Sie schnell wieder »runter«:

- Massieren Sie Ihre Wirbelsäulenlinie an der Fußinnenseite von oben nach unten durch, indem Sie sich immer wieder mit dem entsprechenden Bereich auf den »Swingpointer« stellen: Beginnen Sie an der Unterseite der großen Zehe (entspricht dem Kopfbereich), wandern Sie die Fußinnenseite nach unten bis zur Innenseite der Ferse (entspricht dem Beckenbereich).
  Wirkung: alle Aktionen entlang der Wirbelsäulenlinie von oben nach unten wirken beruhigend und erdend.

Bei **Müdigkeit** und **niedrigem Blutdruck** arbeiten Sie die Wirbelsäulenlinie von unten nach oben durch:

- Massieren Sie Ihre Wirbelsäulenlinie an der Fußinnenseite von unten nach oben durch, indem Sie sich immer wieder mit dem entsprechenden Bereich auf den »Swingpointer« stellen: Beginnen Sie an der Unterseite der Ferse (entspricht dem Beckenbereich), wandern Sie die Fußinnenseite nach oben und enden Sie an der Unterseite der großen Zehe (entspricht dem Kopfbereich).
  Wirkung: alle Aktionen entlang der Wirbelsäulenlinie von unten (Becken) nach oben (Kopf) wirken aktivierend.

Achten Sie bei der Anwendung der »Swingpointer« immer darauf, dass sich Ihr gesamter Körper über dem »Swingpointer« entspannt, lassen Sie Ihr ganzes Körpergewicht in den »Swingpointer« und den Fuß sinken und entspannen Sie Ihre Schultern und Ihr Gesicht.

Highspeed in High Heels?

Damen, die gelegentlich oder wie in manchen Berufen auch ständig auf High Heels unterwegs sind, »verschreibe« ich die »Swingpointer« obligatorisch. Um die unnatürliche Fußstellung in hohen Schuhen, die insbesondere das vordere Quergewölbe staucht, wieder auszugleichen, empfehle ich, die »Swingpointer« in Pausen oder abends anzuwenden. In hohen Schuhen ist praktisch gar kein Schwingen des vorderen Fußgewölbes mehr möglich, der Vorfuß wird ständig gestaucht und steht unter großer Belastung. Außerdem wird über den Fußballen permanent der Bereich im Fuß angeregt, der auf der sensomotorischen Ebene eigentlich für Geschwindigkeit zuständig ist. Über diese anhaltende Anregung des Geschwindigkeitsbereichs im Fuß werden Frauen ganz schön auf Trab gehalten.

Auf der Reflexebene wird im Fuß der Bereich der Schultern und des Nackens überaktiviert, und Beschwerden in diesen Körperregionen können mit dem übermäßigen Tragen von hohen Schuhen in Zusammenhang stehen.

Da freut sich Ihr Fuß und Ihr ganzes Energiesystem über die wohlverdiente Entspannung des Vorfußes mit den »Swingpointern«. Setzen Sie wie oben beschrieben den »Swingpointer« unter den Niere-1-Punkt und entspannen Sie einige Male Ihren Vorfuß und die Zehen über dem halben Ball. Wenn Sie zusätzlich zum Spreizfuß neigen, dann führen Sie auch die »Samtpfötchenübung« aus, die weiter unten beschrieben wird (siehe »Verzeichnis der Übungen« am Ende des Buches).

Energetische Ent- und Aufladung im Alltag

Grundsätzlich leben wir Menschen energetisch eingespannt zwischen Himmel und Erde, das heißt, wir werden sowohl vom Kosmos als auch von der Erde mit Energie versorgt. Überschüssige, eher niedrig schwingende Energien sollten unseren Körper und unser Energiesystem aber am besten Richtung Erde nach unten verlassen. Daher ist es sehr zuträglich, wenn unsere Füße und auch unser Becken energetisch offen, das heißt auch relativ entspannt sind.

Meiner Erfahrung nach sind wir westlichen Menschen sehr oft gestresst, überladen und damit auch nicht mehr richtig geerdet. Gleichzeitig kann die Versorgung mit Energie vom Kosmos nicht mehr optimal funktionieren. Aber auch zwischenmenschliche Probleme belasten unser Energiesystem und unseren Körper, wenn zum Beispiel unser Arbeitskollege mal wieder seelisch bei uns »abgeladen« hat. Da ist es wunderbar, auch im Alltag die folgenden Übungen einzusetzen.

»Instant-Entladung« im Alltag mit der »Fußklappenübung«

- Stellen Sie sich mit parallel beckenbreit geöffneten Füßen hin und gehen Sie ganz leicht in die Knie.

- Stellen Sie sich bildlich vor, es öffnen sich die Fußklappen unter Ihren Füßen Richtung Erde wie bei einem Müllschlucker.
- Sie können nun mit dem Ausatmen alles aus Ihren Füßen hinauspurzeln und alles in die Erde fallen lassen, was sich in Ihrem Körper ungut anfühlt und Ihr Energiesystem verlassen möchte. Die Erde sorgt dann für die nötige »Kompostierung«. Gleichzeitig bekommen Sie beim Einatmen über Ihre energetisch offenen Füße wieder frische Energie von der Erde.

  Wirkung: energetische Reinigung, Energieaufbau. Diese Übung wirkt schon nach ein paar Atemzügen und kann unauffällig im Alltag angewandt werden.

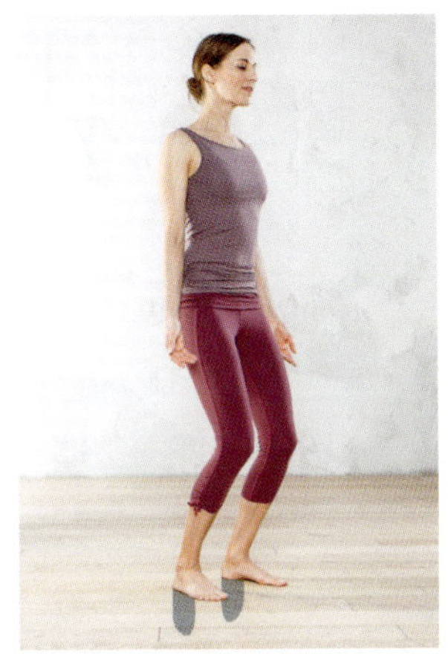

»Fußklappenübung«

Intensive energetische Reinigungsübung: »Fußklappenübung mit Lichtdusche«

Diese **Reinigungsübung** erfordert nur ein paar Minuten und kann im Alltag in kurzen Pausen eingebaut werden:

- Stellen Sie sich mit beckenbreit parallel stehenden Füßen hin, gehen Sie leicht in die Knie und lassen Sie vor Ihrem inneren Auge die »Fußklappen« nach unten, Richtung Erde aufgehen.
- Beschreiben Sie einige langsame Beckenkreise mit der Vorstellung, Ihr Steißbein (die letzten kleinen Schwanzwirbelchen am Ende der Wirbelsäule) verlängere sich wie ein imaginärer Schwanz ganz tief hinein in das Erdinnere, und

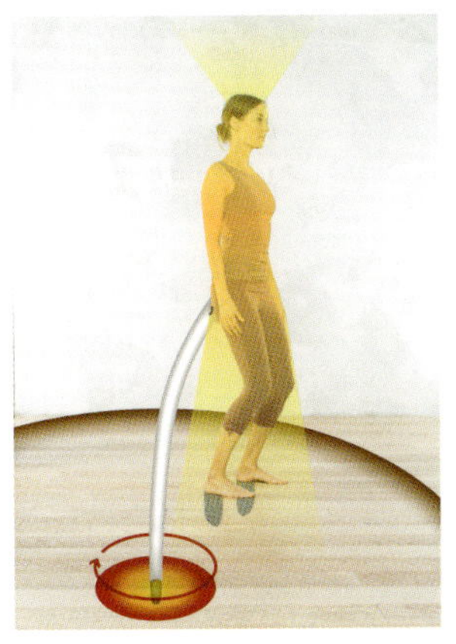

»Fußklappenübung« mit Lichtdusche

Sie rühren mit diesem Schwanz im hochenergetischen, glühenden Erdinneren.

- Entspannen Sie Ihren Beckenboden und machen Sie sich dabei bewusst, dass Ihr Becken Richtung Erde ganz offen ist.
- Kommen Sie mit Ihrem Becken wieder zur Ruhe.
- Lassen Sie nun durch Ihren energetisch offenen Schädel wie durch einen Trichter angenehmes Licht von oben nach unten in Ihren Körper einfließen. Dieses Licht nimmt alles mit, was überkommen und Ihnen nicht zuträglich ist, und spült es durch die geöffneten Füße aus Ihrem Körper hinaus.

Wirkung: intensive und tief greifende energetische Reinigung.

»Fingerfüßler«

Dies ist eine wunderbare Übung zum **Entstressen** und »Runterkommen«, aber auch als Vorübung für Kinder mit **Lernschwierigkeiten** und »Hausaufgabenblockade«. Die **Reflexzonen** des Schulter- und Kopfbereichs mit allen Kopfsinnen werden aktiviert und gelöst, der **Kopflymphbereich** wird angeregt und kann **Erkältungen** vorbeugen. Wegen der Überkreuzbewegung werden die **Gehirnhälften ausgeglichen:**

- Setzen Sie sich bequem auf einen Stuhl.
- Legen Sie Ihren rechten Fuß auf den linken Oberschenkel und fädeln Sie jeweils einen Finger der linken Hand in einen Zehenzwischenraum des rechten Fußes, der Daumen bleibt frei.
- Ziehen Sie etwas an den Fingern, damit sie möglichst tief einfädeln.
- Mit dem freien Daumen (eventuell auch dem der Gegenhand) massieren Sie kräftig den Bereich um den N1-Punkt (Mitte des vorderen Fußgewölbes). (Wer wegen eingeschränkter Bewegungsmöglichkeit die Finger nicht einzufädeln vermag, kann auch vier Bleistifte zwischen die Zehen legen und den Fuß dann locker mit der Gegenhand umfassen.)

- Schließen Sie einen Moment die Augen, halten Sie den Vorfuß weiterhin mit eingefädelten Fingern umfasst und sitzen Sie einfach noch eine Weile bequem in Entspannung. Lassen Sie alles los, Sie dürfen dabei auch in sich zusammenfallen.
  Wirkung: öffnet die »Strahlen«, regt den Energiefluss in den Füßen und Beinen an und »weckt« den Vorfußbereich.

Die Bedeutung der Membranen im Körper

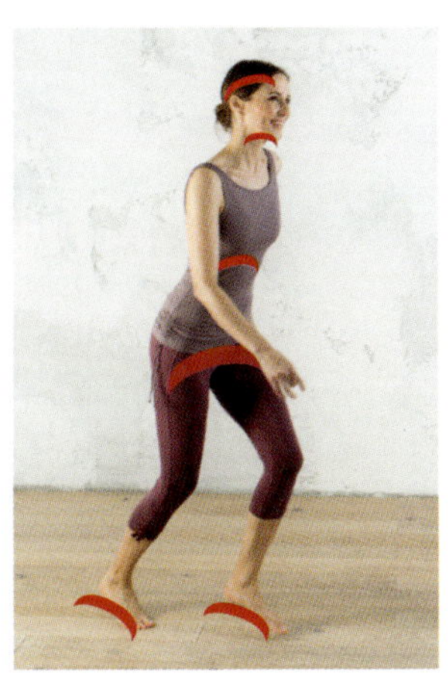

Membranen im Körper

Oft sind wir energielos, wenn die Versorgung mit der Erdenergie nicht mehr gewährleistet ist, was bedeutet, dass unsere Füße und unser Becken(boden) auf muskulärer Ebene verschlossen sind. Auch hier können die Faszien verklebt und verengt sein.

Auf den ganzen Körper bezogen, können wir die Fortbewegung der Energie im Körper auch auf einer Membranebene betrachten, das heißt, die Lebensenergie der Erde wird über Membranen nach oben befördert. Die erste Membran stellen dabei unsere im Idealfall schwingenden Füße dar. Die zweite Membran ist der Beckenboden, die dritte das Zwerchfell, die nächste der Zungenboden, und selbst im Gehirn gibt es noch einen membranartigen Bereich. Schwingen diese Membranen harmonisch miteinander, wird die Lebensenergie, die von der Erde kommt, spielerisch im Körper verteilt. Ist eine der Membranen blockiert oder schlapp, hängt die Energie fest. Ganz wichtig in diesem Zusammenspiel ist unser Beckenboden.

Der Beckenboden – Trampolin für unsere Gefühle

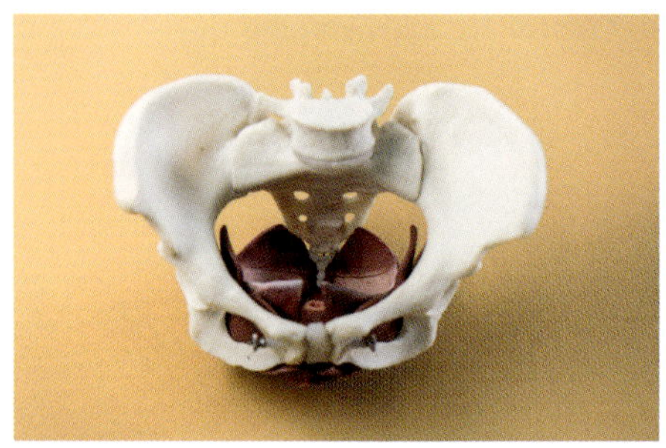

Der Beckenboden

Der Beckenboden ist eine dreilagige Muskelschicht, die unser zur Erde offenes Becken umfasst beziehungsweise nach unten auskleidet. Die unterste, äußerste Schicht spannt sich fast trapezförmig zwischen dem Schambein, den beiden Sitzbeinhöckern und dem Steißbein auf und umfasst wie eine Acht die Schließmuskeln der unteren Körperöffnungen (Anus, Scheide und Harnröhre, Penis). Die Aufgabe dieser Beckenbodenschicht ist vor allem, die Schließmuskeln zu kontrollieren und die Organe im Becken zu halten.

Die zweite Schicht setzt an den Sitzbeinhöckern an und kann in geringem Maße das Becken aufrichten.

Die dritte Muskelschicht spannt sich wie eine Schale zwischen Schambein und Steißbein am inneren Beckenrand entlang auf. Diese Schicht ist auf energetischer Ebene die interessanteste, da sie maßgeblich daran beteiligt ist, die Energie nach oben in den Rumpf zu befördern.

Im klassischen Yoga macht man sich dieses Wissen zunutze, indem man nach manchen Übungen den »Unteren Verschluss« (Mula Bandha), das Zusammenziehen des gesamten Beckenbodens, einsetzt und die in der Übung erzeugte Energie im Körper nach oben befördert. Ein gesund schwingender Beckenboden macht dies ständig beim Laufen auf sanfte Art und Weise: Wir sind im »Swing« und fühlen uns beschwingt, vorausgesetzt, der Beckenboden ist nicht blockiert oder zu schlaff.

Was blockiert nun einen Beckenboden? Es gibt hierfür zwei wichtige Ursachen. Die erste ist im Zusammenspiel von Füßen und Beckenboden zu finden. Unsere Fuß- und Beinstellung beeinflusst den Beckenboden. Gehen Sie ein paar Schritte übertrieben auf den Außenkanten der Füße und spüren Sie in den Beckenboden hinein. Nun gehen Sie auf den Innenkanten und spüren wieder deutlich die Veränderung im Beckenboden. Stellen Sie sich nun vor, Sie laufen ständig mit eingesunkenen Fußgewölben oder einer anderen Fußfehlstellung durchs Leben, und machen Sie sich die Wirkung auf Ihren Beckenboden bewusst. So können Sie nachvollziehen, wie eine solche Blockade entstehen kann.

Eine meist noch größere Auswirkung auf unseren Beckenboden haben aber Traumata körperlicher und psychischer Art. Was passiert sehr oft mit unserem Beckenboden beziehungsweise mit unserem Steißbein, wenn wir zum Beispiel stürzen oder uns ein machtvoller Chef zur Schnecke macht? Etwas Ähnliches wie das, was ein Hund tut, wenn er bedroht wird und sich unterwirft. Er zieht den Schwanz ein. Dieses Phänomen tritt auch bei unserem Steißbein auf, das evolutionsgeschichtlich in Urzeiten mal ein Schwanz gewesen ist. Die Muskulatur im Beckenboden verkrampft sich zum Teil, als ob wir den Schwanz einzögen. Diese Verkrampfung kann mehr oder weniger bestehen bleiben, uns geht ein Teil der Erdung verloren, und der Beckenboden kann nicht mehr frei schwingen. Das ist der Grund, warum wir vom ganzheitlichen Arzt nach einem Sturz wahrscheinlich zum Osteopathen geschickt werden – um diesen Bereich wieder öffnen zu lassen.

Den Beckenboden öffnen, das Erdfeuer anheizen

Die folgende Übung kann eine ähnliche Wirkung wie beim Osteopathen erzielen und ist immer dann angesagt, wenn Sie einen **Schrecken** bekommen und unbewusst »**den Schwanz eingezogen**« haben.

- Stellen Sie sich mit beckenbreit parallel stehenden Füßen hin.
- Schließen Sie die Augen und spüren Sie innerlich zu Ihrem Steißbein (den letzten kleinen »Schwanzwirbelchen« am Ende der Wirbelsäule) hin und lassen Sie den Atem dorthin fließen. (Die Steißbeinspitze

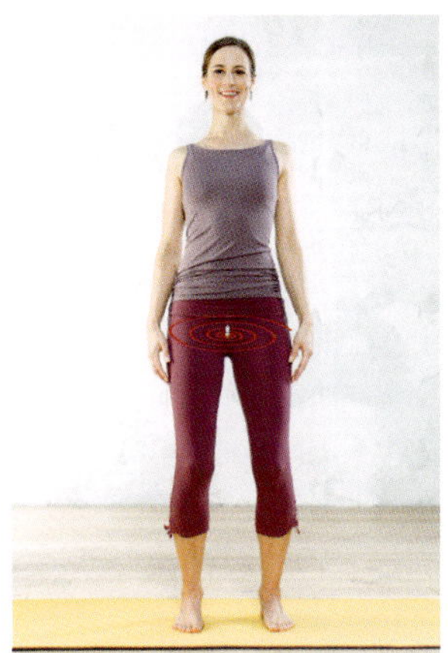

Das Öffnen des Beckenbodens und das Anheizen des Erdfeuers

kann man sich etwa im inneren Afterbereich vorstellen.)

- Wenn Sie visuell veranlagt sind, dann stellen Sie sich das Steißbein als glühende Kohle vor, die mit jedem Einatmen ein wenig mehr aufglimmt.
- Zeichnen Sie nun mit dem Steißbein, mit dieser glühenden Kohle, von der Mitte ausgehend linksherum eine Spirale, die langsam immer größer wird, bis Ihr Becken schließlich einen großen Kreis beschreibt. Sie können sich vorstellen, Sie beleuchten Ihr inneres Becken mit dieser glühenden Kohle oder malen Ihr Becken innerlich mit dem Steißbein aus.
- Genießen Sie auch die Sinnlichkeit, die in dieser Bewegung aufkommt, und führen Sie die Bewegung sehr langsam aus.
- Wenn Sie feststellen, dass der Kreis an manchen Stellen unrund verläuft oder »ruckelt«, dann lassen Sie sich dort besonders viel Zeit und versuchen Sie immer wieder, im Beckenbereich zu entspannen.
- Haben Sie den größtmöglichen Beckenkreis erreicht, ändern Sie die Drehrichtung und beschreiben die große Spirale rechtsherum und lassen diese dann Richtung Mittelpunkt langsam immer kleiner werden.
- Erhöhen Sie noch die Aufmerksamkeit für diese Bewegung, bis Sie schließlich im Mittelpunkt angelangt sind.

  Wirkung: löst leichte Blockaden im Beckenbodenbereich, aktiviert den Beckenboden und erdet.

»Der Feuerdrache bei Energielosigkeit«

Diese Übung bringt Sie wieder in die Gänge, wenn Sie spüren, dass Sie einen **Energiemangel** haben:

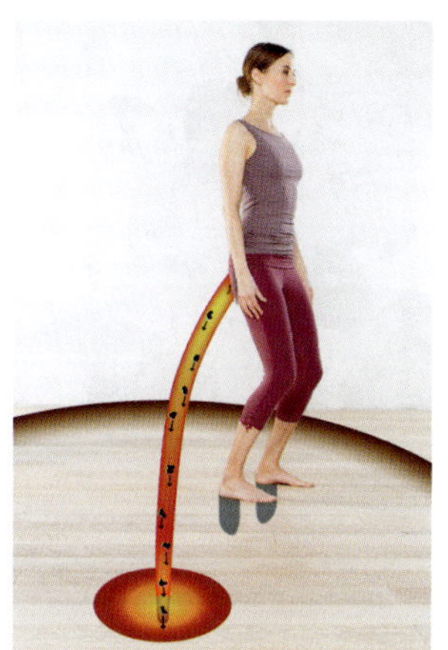

Der Feuerdrache

- Stellen Sie sich mit beckenbreit parallel stehenden Füßen hin und gehen Sie leicht in die Knie.
- Atmen Sie ein paar Atemzüge in den unteren Bauch hinein, entspannen Sie Ihren Beckenboden.
- Lassen Sie bildlich »Fußklappen« wie oben beschrieben nach unten aufgehen.
- Verlängern Sie Ihr Steißbein (die letzten kleinen »Schwanzwirbelchen« am Ende der Wirbelsäule) wie einen Schwanz bildlich in die Erde hinein bis zum glühenden, feurigen Erdmittelpunkt.
- Nehmen Sie 8 tiefe Atemzüge mit der Betonung auf dem Ausatmen und lassen Sie dabei alles, was Ihnen nicht zuträglich ist, über Ihren imaginären »Schwanz« nach unten im Erdmittelpunkt verbrennen.
- Nehmen Sie 8 tiefe Atemzüge mit der Betonung auf dem Einatmen und lassen Sie die Kraft der Erde in Ihrem Körper nach oben steigen. *Wirkung:* erdet, reinigt und aktiviert das Energiesystem recht zügig.

»Der Feuerdrache rührt im Erdinneren«

Bei **massiver Energielosigkeit** sollten Sie den Feuerdrachen im Erdinneren rühren lassen:

- Stellen Sie sich mit beckenbreit parallel stehenden Füßen hin und gehen Sie leicht in die Knie.
- Atmen Sie ein paar Atemzüge in den unteren Bauch hinein, entspannen Sie Ihren Beckenboden.

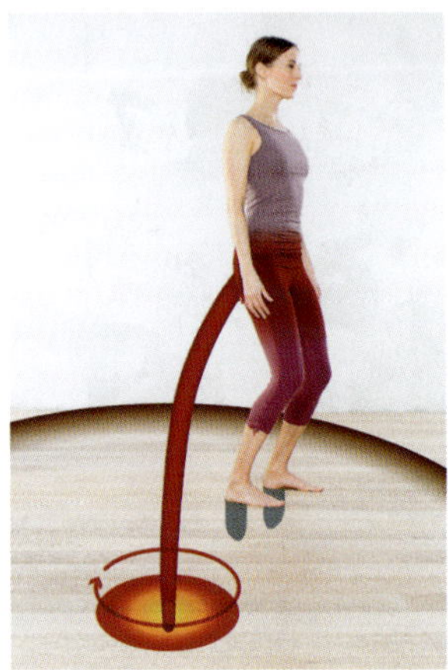

»Der Feuerdrache rührt im Erdinneren«

- Lassen Sie die »Fußklappen« wie oben beschrieben nach unten aufgehen.
- Verlängern Sie Ihr Steißbein (die letzten kleinen »Schwanzwirbelchen« am Ende der Wirbelsäule) wie einen Schwanz bildlich in die Erde hinein bis zum glühenden, feurigen Erdmittelpunkt.
- Rühren Sie mit Ihrem imaginären »Schwanz« in dieser glühenden, zähflüssigen Masse, indem Sie Ihr Becken vom Steißbein aus rechtsherum kreisen lassen. Setzen Sie den Atem dabei rhythmisch ein, wobei Sie in Ihrer Vorstellung einen Halbkreis einatmen und den zweiten Halbkreis ausatmen.
- Führen Sie diese Bewegung 1 bis 3 Minuten lang durch.

  Wirkung: erdet, reinigt und baut auf bei Energielosigkeit.

Übungsteil 2: Übungen für die »gängigsten« Fußprobleme

Bei echten Fußproblemen und Fehlstellungen sollten Sie die Übungen wirklich als Training in Ihr Leben integrieren und mindestens dreimal die Woche, am besten täglich praktizieren. Daher sind auch die folgenden so gestaltet, dass sie zum Teil gut im Alltag eingesetzt oder mit alltäglichen Ritualen – wie zum Beispiel dem Zähneputzen – verankert werden können. Wenn Sie die Übungen ausführen, machen Sie sich bewusst, dass Sie *nicht gegen* ein Problem anarbeiten, sondern dass Sie etwas *für* sich tun. Für Ihre Füße, Ihre körperliche Basis und auch für Ihre Grundenergie. Wenn Sie Ihre Füße auf die richtige Art aktivieren, tun Sie auch etwas, um Ihren Lebensweg energievoll und geradlinig zu beschreiten. Versuchen Sie, all diese Aktivitäten spielerisch zu genießen und als Ritual der Kraft und Heilung für sich selbst zu gestalten.

Partnerübungen

Wenn Sie einen Partner haben, können Sie sich gegenseitig durch gemeinsam ausgeführte Übungen sehr gut bei Fußproblemen unterstützen. Die zu behandelnde Person liegt dabei am besten auf einer Behandlungsliege. Ein gepolsterter Tisch oder ein Sofa leisten aber auch gute Dienste.

Haben Sie keine Scheu, sich gegenseitig die Füße zu behandeln. Solange Sie organische Bewegungen ausführen, die sowohl dem Behandler als auch dem Behandelten angenehm sind, können Sie nichts falsch machen.

Im Folgenden finden Sie immer wieder solche Partnerübungen. Hier sind erst einmal zwei grundlegende beschrieben:

Die »Strahlen« öffnen mit Partner

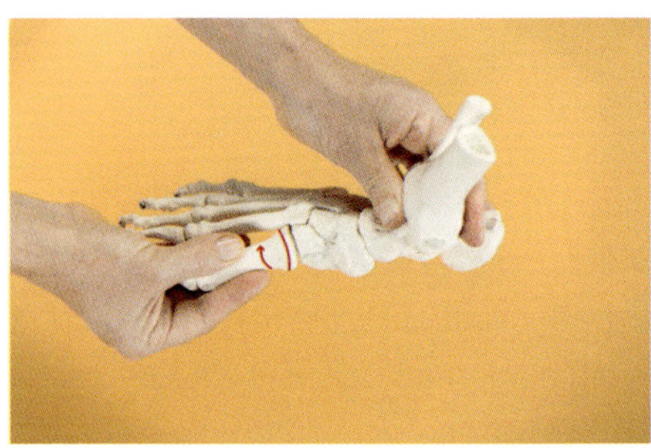

Die »Strahlen« öffnen

Dies ist eine gute Vorübung für alle Fußübungen, da die **Wahrnehmungsfähigkeit** im Fuß deutlich erhöht wird. Es ist auch eine sehr gute **Vorbereitung zu einer Fußreflexbehandlung**, da über die Strahlen die Verbindungen zu den entsprechenden Körperzonen geöffnet werden und die Fußbehandlung so einen größeren Effekt hat.

Wenn Sie mit entsprechend gedrehten Spiralbewegungen arbeiten, wird die **Aufrichtungsenergie** aktiviert. Das Öffnen der Strahlen wirkt auch wunderbar öffnend auf den ganzen **Energiefluss** im Körper. Beginnen Sie mit dem **rechten Fuß:**

- Streichen Sie die Wirbelsäulenlinie an der Innenseite des Fußes ein paarmal kräftig aus. (Die Wirbelsäulenlinie verläuft von der Innenseite der Ferse [Becken] die Fußinnenseite entlang bis zur Innenseite der großen Zehe [Kopf].)
- Umfassen Sie den ersten Strahl etwa in der Mitte des Mittelfußknochens und lassen Sie dem ganzen Strahl einige Male eine kleine Spiralbewegung rechtsherum zukommen.
- So fahren Sie mit allen weiteren Strahlen auf dieselbe Weise fort.

Nun behandeln Sie den **linken Fuß:**

- Streichen Sie die Wirbelsäulenlinie an der Innenseite des Fußes ein paarmal kräftig aus.
- Umfassen Sie den ersten Strahl etwa in der Mitte des Mittelfußknochens und lassen Sie dem ganzen Strahl einige Male eine kleine Spiralbewegung linksherum zukommen.
- So fahren Sie mit allen weiteren Strahlen auf dieselbe Weise fort.
  Wirkung: Spiralkraft wirkt im rechten Fuß rechtsherum, im linken linksherum, also immer nach außen.

Die Lebenswelle mit Partner

Zunächst fühlt man sich bei dieser Übung durch das Umgreifen des Fußes sofort **geschützt** und **getragen**, aber in Bewegung; das heißt im Übertragenen, das Leben geht weiter, während wir gut aufgehoben sind und uns entspannen und uns hingeben können. Viele Menschen fallen durch die Lebenswelle schon sehr schnell in einen tiefen, aber sanft bewegten Entspannungszustand und in eine Art »Flow«. Oft zeigen sich innere Bilder von (Meeres)Wellen oder weiten Landschaften.

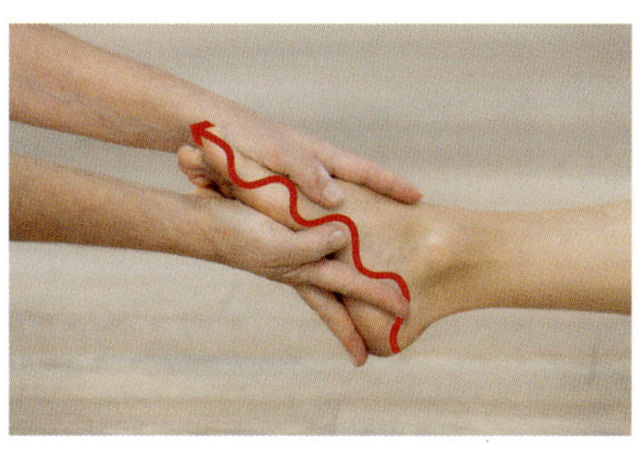

Fußbehandlung mit der Lebenswelle

Auf der körperlichen Ebene wird durch die Wellenbewegung der Wirbelsäulenlinie zunächst der Fuß, dann auch die Wirbelsäule **entspannt** und **energetisiert**. Durch die harmonische Wellenbewegung aller Strahlen des ganzen Fußes werden auch die **Fußreflexzonen harmonisiert**.

Bewegungsmuster im ganzen Körper, die infolge von **Traumata** entstanden sind, können sich durch die Lebenswelle wieder **harmoni-**

sieren, Verkrampfungen in verschiedensten Körperbereichen können sich lösen, da das Fasziensystem berührt und gelöst wird.

Auf seelisch-geistiger Ebene können sich **Blockaden** und **alte Muster** lösen, **Traumaverarbeitung** findet auf eine sanfte Art und Weise statt. Dadurch, dass wir sozusagen in totaler Entspannung »gegangen werden«, können unsere Systeme einmal wahrnehmen, wie es ist, ohne Stolpersteine und Hürden einfach entspannt unseren Weg zu gehen. Über die Bilder- und Gefühlswelt zeigen sich uns dann oft Möglichkeiten, Wünsche, Gaben und Talente, die möglicherweise verschüttet waren.

Die Lebenswelle wirkt auch bei den verschiedensten Fußproblemen wie **Senk-** und **Spreizfuß, Hallux valgus, Hohlfuß** und bei **Hammer-** und **Krallenzehen**, da während der Bewegung die aus der Harmonie geratenen Muskeln und Sehnen wieder organisch bewegt werden können und sich der Fuß wieder an seine Urform und die ihm angedachte Urbewegung »erinnern« kann.

Die Lebenswelle dient darüber hinaus als **Notfall-** und **Schockunterstützung**, um einen Menschen schnell und sanft wieder »runterzuholen«. Sie gehört als Behandlungsmethode wie gesagt sozusagen in jede »ganzheitliche Hausapotheke«:

- Legen Sie eine Hand locker, aber bestimmt unter den rechten Fuß Ihres Partners, sodass Sie die Ferse mit den Fingern noch unterstützen.
- Die zweite Hand liegt über dem Fußrist.
- Beginnen Sie aus dem eigenen Körper heraus, eine Wellenbewegung mit den Händen zu erzeugen, die untere Hand gibt dabei Halt, die obere unterstützt und schützt. Finden Sie als Behandler intuitiv eine gute Möglichkeit, die Welle aus Ihrem eigenen Körper entstehen zu lassen.
- Achten Sie darauf, dass Sie gut geerdet stehen und sich Ihre Knie leicht beugen, sodass die Welle auch durch Ihren Körper und durch Ihre Wirbelsäule schwingt.

- Die ersten Lebenswellen einer Behandlung dienen zunächst der Diagnostik: Geht die Welle rund, gibt es »Cuts« oder Verkrampfungen, ist das Fußgelenk frei beweglich oder eher blockiert, bewegt sich die Welle durch den ganzen Körper fort?
- Wenn Sie hier Ungereimtheiten aufgespürt haben, versuchen Sie, mit organischen Möglichkeiten – zum Beispiel mit Ausstreichen, sanftem bis mittelstarkem Druck und so fort –, den Bewegungsspielraum in diesen Bereichen zu vergrößern beziehungsweise Verkrampfungen zu lösen.
- Kommen Sie während einer Fußbehandlung immer wieder mal zur Lebenswelle zurück und spüren Sie, wie die Lebenswelle nach und nach immer freier wird.
- Machen Sie dasselbe mit dem linken Fuß. Behandeln Sie beide Füße etwa gleich lange.
- Zum Abschluss geben Sie den Füßen ein paarmal abwechselnd jeweils eine Lebenswelle, um dem Laufvorgang nahe zu kommen – damit es wieder »gut weitergeht« …

Wirkung: wirkt auf verschiedenen Ebenen (siehe oben).

Übungen für den Senk- oder Plattfuß

Beim Senkfuß ist das Längsgewölbe im Fuß mehr oder weniger eingesunken, beim Plattfuß gar nicht mehr vorhanden. Dies kann verschiedene Beschwerden nach sich ziehen wie Fußschmerzen, Knie- und Rückenprobleme.

Die Übungen sind so gestaltet, dass sie möglichst unauffällig in den Alltag integriert werden können.

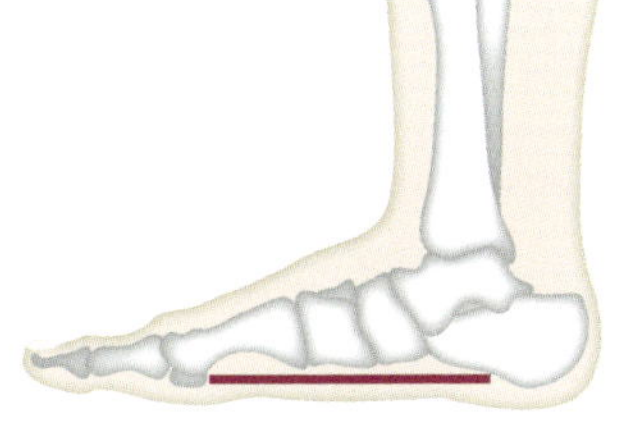

Senkfuß

»John-Wayne-Übung« beim Zähneputzen

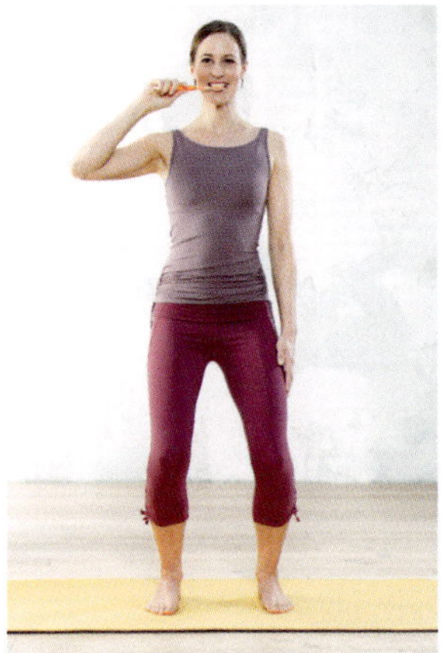

»John-Wayne-Übung« beim Zähneputzen, Vorderansicht

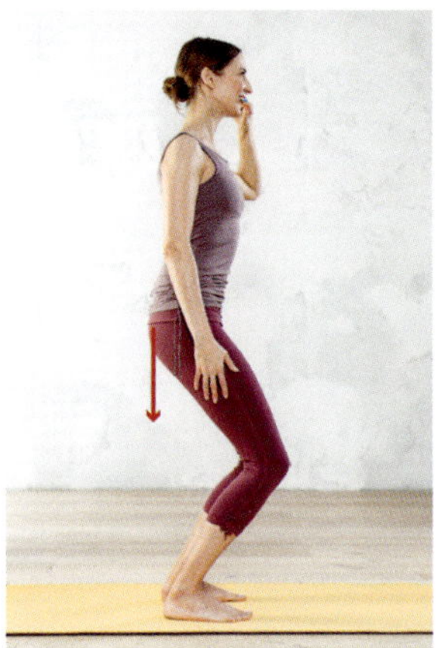

»John-Wayne-Übung« beim Zähneputzen, seitlich

Diese Übung können Sie jeden Morgen und Abend »ohne Zeitverlust« ausführen, um die spiralige **Aufrichtungsmuskulatur** zu kräftigen, die **Wirbelsäule** zu entspannen und sich zu **erden:**

- Stellen Sie sich beim Zähneputzen mit beckenbreit parallel stehenden Füßen vor das Waschbecken.
- Gehen Sie leicht in die Knie und achten Sie darauf, dass die Kniescheibe über den zweiten und dritten Zeh zeigt.
- Stellen Sie sich vor, Sie sitzen auf einem Pferd oder einem imaginären Stuhl.
- Putzen Sie sich in dieser Stellung die Zähne. Dabei können Sie den Oberkörper frei bewegen, nur die Basis Ihres Körpers – Füße, Knie und Becken – bleibt stabil.
- Lassen Sie das Steißbein nach unten sinken.
- Wenn Sie fertig sind mit dem Zähneputzen, legen Sie die Zahnbürste ab, lassen Sie die Arme hängen und strecken Sie langsam, aber kraftvoll die Knie, indem Sie die Kniescheiben über dem zweiten und dritten Zeh lassen, die Füße in den Boden drücken und das Schädeldach zum Himmel strecken.
- Spüren Sie die aufrichtende Spiraldynamik bis in Ihren Oberkörper.

Wirkung: richtet die Längsgewölbe auf.

Alltagsübung

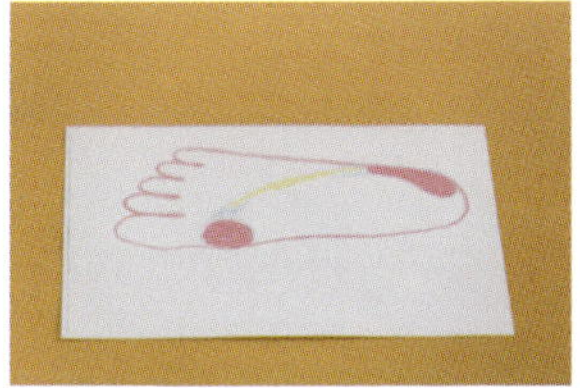

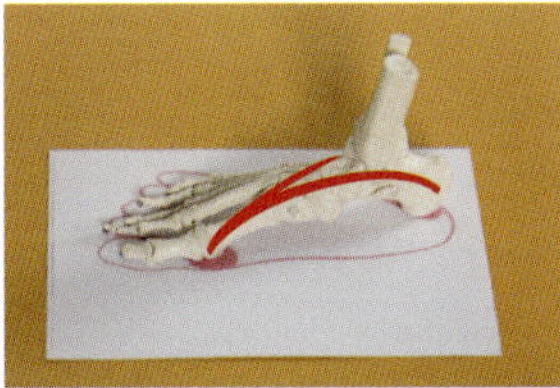

links: Ideale Gewichtsverteilung im Fuß

rechts:Aufrichtung Längsgewölbe durch ideale Gewichtsverteilung im Fuß

- Bei einem aufgerichteten Fußgewölbe steht der Fersenknochen eher außenbetont. Spüren Sie im Alltag immer wieder einmal bewusst, dass die Fersenknochen eher außen stehen sollten, und rotieren Sie so aktiv leicht nach außen mit den Fersen.
- Der Großzehenballen bleibt dabei auf der Erde, um den dynamischen Aufrichtungsbogen aufzubauen, der sich diagonal über den Fuß aufspannt.

Wirkung: richtet die Längsgewölbe auf.

Übung mit »Swingpointer«: Aktivierung der Spiralkraft

- Massieren Sie die Wirbelsäulenlinie Ihres Fußes intensiv mit dem »Swingpointer aktive« (ein halber Tennisball oder eine Kastanie leisten hier auch gute Dienste), indem Sie sich immer wieder entspannt entlang der Wirbelsäulenlinie auf den »Swingpointer« stellen. (Die Wirbelsäulenlinie verläuft von der Innenseite der Ferse [Becken] über die Fußinnenseite bis zur Innenseite der großen Zehe [Kopf].)

Wirkung: aktiviert die Spiralkraft im Fuß und tut der Wirbelsäule gut. Alle Chakren werden angeregt.

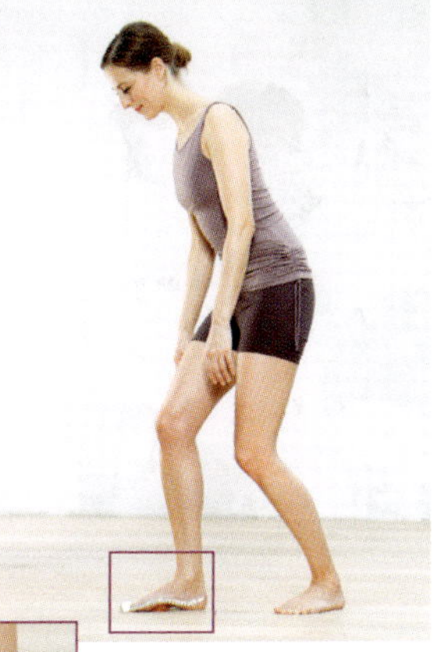

Aktivierung der Spiralkraft mit »Swingpointer«

»John-Wayne-Übung« mit »Swingpointer«

Diese Übung aktiviert die unteren drei **Chakren** (Muladhara, Svadhisthana und Manipura) und **stärkt die Mitte** im Körper:

- Führen Sie die »John-Wayne-Übung« (siehe oben) gelegentlich mit den »Swingpointern« oder einem ähnlichen Gegenstand durch, zum Beispiel einer kleinen Kastanie, indem Sie diese unter der Mitte des Fußlängsgewölbes (N1) platzieren (»Swingpointer aktive« und »Swingpointer relax« abwechselnd rechts und links einsetzen).
  Wirkung: aktiviert Längs- und Quergewölbe, richtet diese auf und stärkt die Spiralkraft in den Beinen.

Die Lebenswelle rückwärts

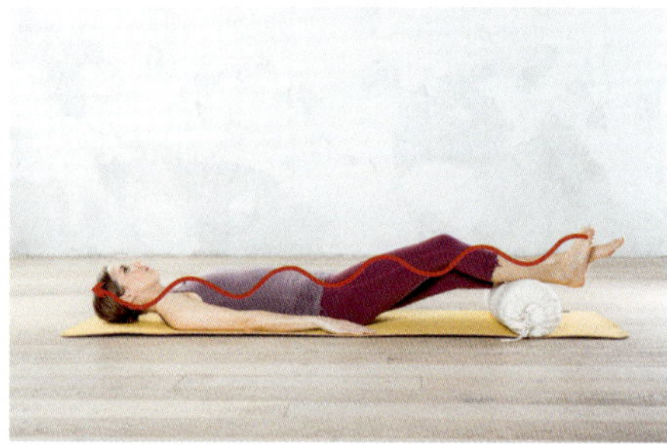

Die Lebenswelle …

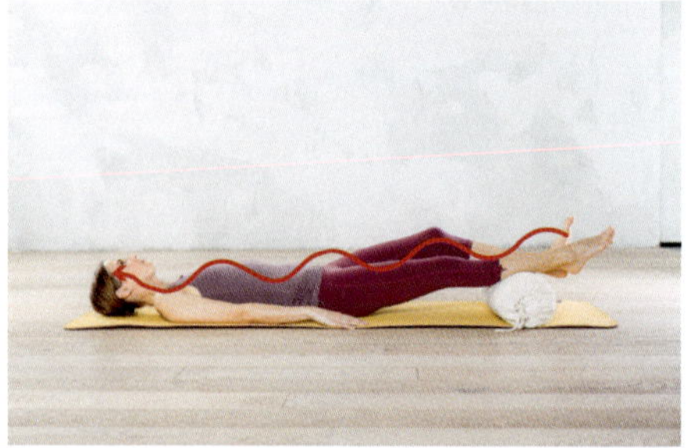

… rückwärts

- Legen Sie sich entspannt auf den Rücken auf ein Sofa und legen Sie die Fesseln auf der Lehne ab. (Sie können auch auf der Erde auf einer Decke liegen und die Waden über ein Polster höher platzieren, sodass sich die Füße entspannen können.)
- Die Knie sind leicht gebeugt.
- Fahren Sie nun »Fahrrad« mit Ihren Füßen und Beinen rückwärts, die Knie des aktiven Beins beugen sich dabei etwas mehr.
- Lassen Sie dabei den Vorfuß entspannt und die Zehen locker.
  Wirkung: löst, in Entspannung ausgeführt, Blockaden.

Aktivierung der Spiralkraft im Fuß

- Setzen Sie sich bequem hin und legen Sie den rechten Fuß auf den linken Oberschenkel, eine Rolle oder etwas Ähnliches, wobei Sie das Knie zur Seite fallen lassen.
- Regen Sie über eine kräftige Massage mit einem Daumen die Wirbelsäulenlinie von unten nach oben an. (Die Wirbelsäulenlinie verläuft von der Innenseite der Ferse [Becken] die Fußinnenseite entlang bis zur Innenseite der großen Zehe [Kopf].)
- »Verschrauben« Sie anschließend den Fuß ein paarmal spiralig, indem die Hände jeweils in die entgegengesetzte Richtung schrauben.

  Wirkung: regt die Spiralkraft im Fuß an und löst mögliche leichte Blockaden. Aktiviert die Wirbelsäule und alle Chakren.

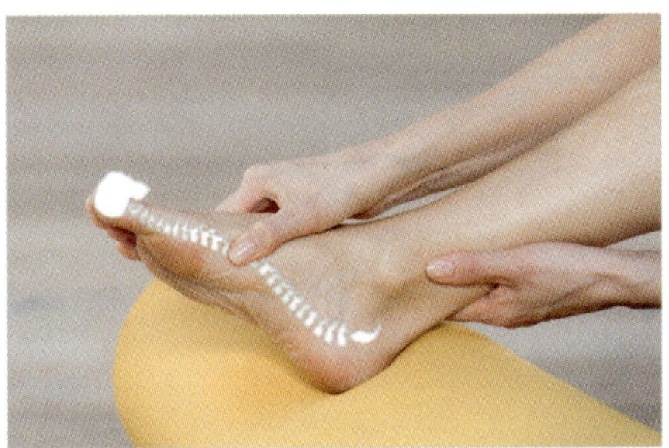

Massage der Wirbelsäulenlinie

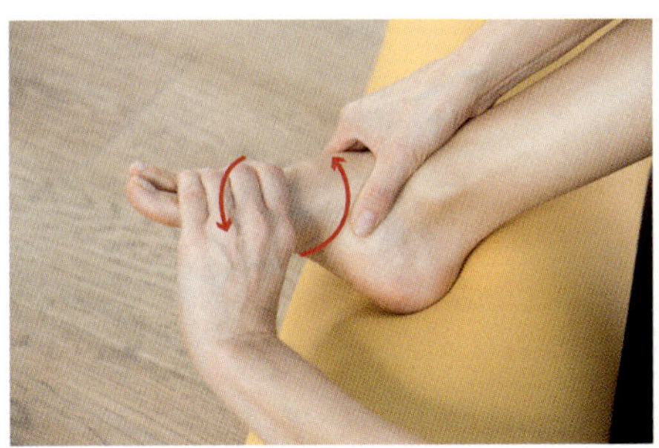

Spiraliges Verschrauben der Wirbelsäulenlinie

Übungen für den Spreizfuß

Beim Spreizfuß ist das vordere Quergewölbe eingesunken beziehungsweise passiv. Die Übungen aktivieren und tonisieren den Vorfuß und das Quergewölbe. Um die Übungen richtig ausführen zu lernen, machen Sie sich die Anatomie des Fußes bewusst: Stellen Sie sich bildlich die Bändchenmuskulatur im Vorfuß

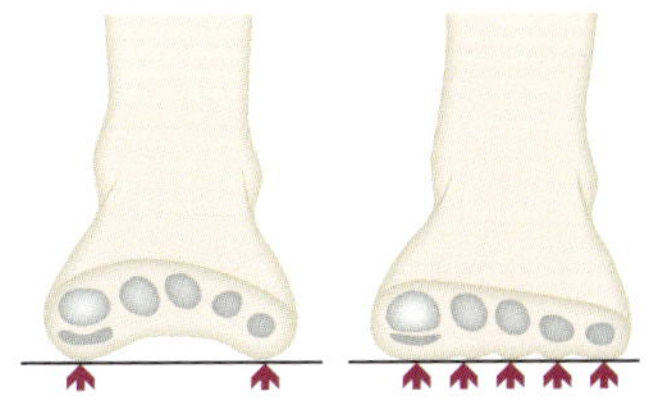

Spreizfuß

vor, die die Mittelfußknochen miteinander verbindet und kontrahiert werden kann.

Führen Sie als Vorübung die bereits oben beschriebene »Fingerfüßler«-Übung aus. Dies erhöht unter anderem die Wahrnehmungsfähigkeit im Vorfuß und bereitet Sie so gut für die folgenden Übungen für den Spreizfuß vor.

»Die Qualle«

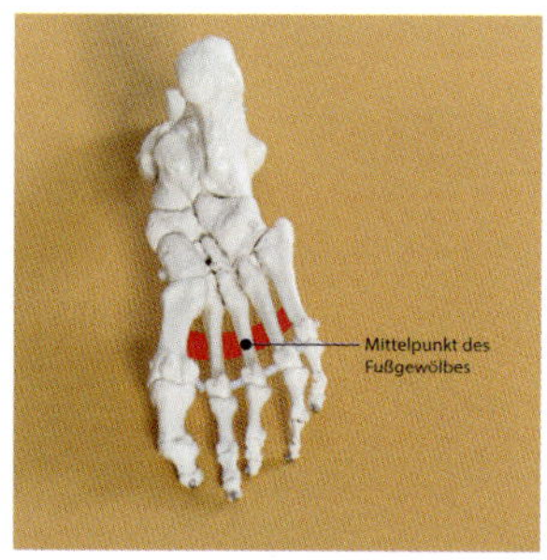

»Bändchenmuskulatur« und Mittelpunkt des vorderen Fußgewölbes

Diese Übung hilft, das **Stressmuster beim Laufen**, bei dem die Zehen nach oben zeigen und das vordere Fußgewölbe bei jedem Schritt gestaucht wird, zu *verändern*. Erst so kann die Lebenswelle ohne »Cut« frei schwingen:

- Ertasten Sie zunächst im Sitzen die Bändchenmuskulatur zwischen den Mittelfußknochen, dann den statischen Mittelpunkt des vorderen Fußgewölbes (N1). Dieser Mittelpunkt liegt in der natürlichen Kuhle auf der Rückseite des Vorfußes, die sich ergibt, wenn Sie mit

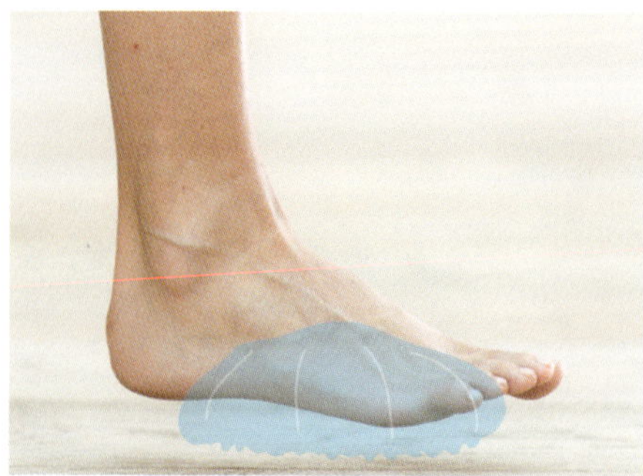

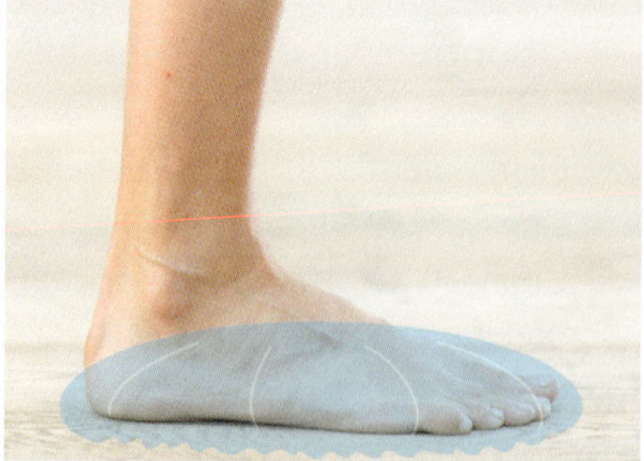

Den Fuß entspannt heben und wie eine Qualle auf den Boden sinken lassen

dem Po auf den Fersen sitzen und nach hinten auf Ihre Fußsohlen blicken.

- Aktivieren Sie diesen Bereich kräftig mit der Daumenspitze. Hier befindet sich auch ein wichtiger Energiepunkt im Fuß, der erste Punkt des Nierenmeridians (siehe das Kapitel »Das Meridiansystem und weitere schematische Einteilungen«), den man durch ein leichtes »Bitzeln« oder leichten Druckschmerz – dieser Punkt zeigt oft auch Stress oder Überbelastung an – ermitteln kann.
- Nun stellen Sie sich hin, die Füße etwa beckenbreit auseinander, halten sich mit einer Hand an einer Stuhllehne fest und beginnen, einen Fuß ganz entspannt parallel zur Erde mit dem Einatmen abzuheben, *wobei die Zehen ganz entspannt bleiben*.
- Setzen Sie den Fuß mit dem Ausatmen wieder entspannt auf die Erde ab.
- Wiederholen Sie dies einige Male und stellen Sie sich vor, Ihr Fuß bewege sich *wie eine Qualle*.
- Spüren Sie dabei, wie die Energie Ihres Fußes mit dem Energiefeld der Erde kommuniziert. Mit dem Einatmen und Abheben des Fußes nehmen Sie Energie von der Erde auf. Mit dem Ausatmen geben Sie alles an die Erde ab, was Sie loswerden möchten.

Wirkung: entstresst den Fuß, besonders den Vorfuß.

»Die Samtpfötchenübung«

- Legen Sie im Sitzen einen Fuß auf den Oberschenkel des entgegengesetzten Beins und ertasten Sie zunächst die Bändchenmuskulatur zwischen den Mittelfußknochen, dann den statischen Mittelpunkt des vorderen Fußgewölbes. Dieser Mittelpunkt liegt in der natürlichen Kuhle, die sich ergibt, wenn wir auf den Fersen sitzen und auf die Fußsohlen blicken.

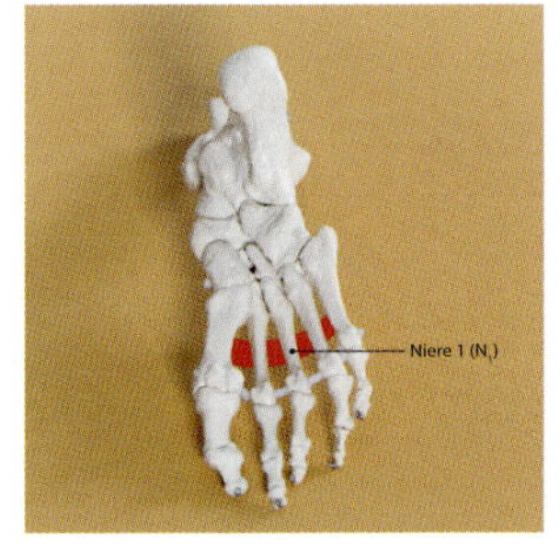

Fußunterseite mit dem Punkt N1

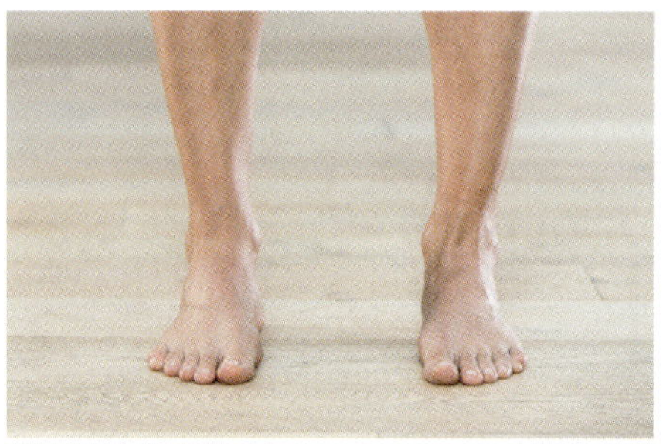

Vorfußgewölbe entspannt

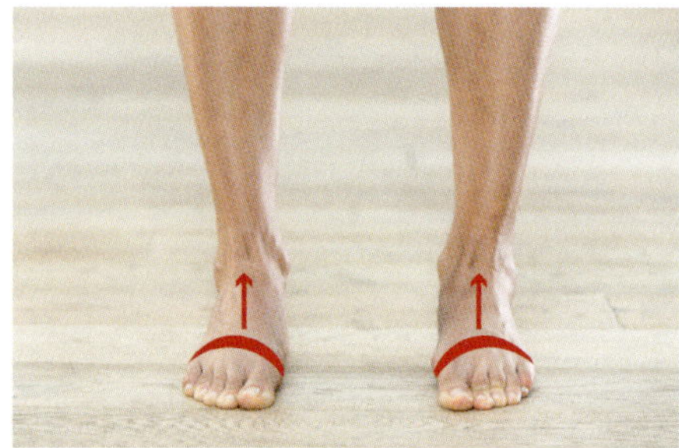

Vorfußgewölbe hochgezogen

- Energetisieren Sie diesen Mittelpunkt kräftig mit der Daumenspitze und dem Fingernagel. Hier befindet sich auch ein wichtiger Energiepunkt im Fuß, der erste Punkt des Nierenmeridians, den man durch ein leichtes »Bitzeln« oder leichten Druckschmerz – dieser Punkt zeigt oft Stress oder Überbelastung an – ermitteln kann.
- Stellen Sie sich barfuß, die Füße etwa beckenbreit auseinander, auf die Erde und versuchen Sie, das vordere Fußgewölbe über diesen Mittelpunkt aktiv nach oben zu wölben, stellen Sie sich dabei vor, Sie wollten einen Cent mit der Vorfußmitte ansaugen.
- Entspannen Sie wieder den Vorfuß.
- Diese Übung führen Sie 10-mal mit jedem Fuß durch und wiederholen die Sequenz 3-mal.
- Wenn es Ihnen sehr schwerfällt, das Vorfußgewölbe hochzuziehen, können Sie anfänglich eine kleine Kastanie oder eine Murmel unter den N1-Punkt legen und versuchen, diese hochzusaugen. Später führen Sie die Übung dann besser ohne Hilfsmittel durch. *Wichtig bei dieser Übung ist es, den Bewegungsimpuls aus dem Vorfuß kommen und die Zehen relativ unbeteiligt zu lassen (kein Zehenkrallen).*
- Sie führen die Übung richtig aus, wenn die Muskulatur zwischen den Strahlen und/oder die Sehnen sichtbar werden. Am Anfang ist meist erst eine ganz sanfte, membranartige Wölbung des Fußgewölbes zu erkennen, die mit dem Üben dann immer intensiver wird. Manchmal dauert es ein wenig, die entsprechenden Muskeln überhaupt aktiv

und isoliert bewegen zu lernen. So entsteht neues (altes) Bewusstsein im Körper. *Das ist Yoga!*

- Wenn Sie schon etwas fortgeschrittener mit dieser Übung sind, können Sie sie auch ohne Vorübung mit Schuhen im Alltag ausführen und gegen das Leder anarbeiten. Versuchen Sie, die Übung dann abwechselnd einmal rechts und einmal links auszuführen, was dem Laufvorgang näher kommt und diesen auch sinnvoll unterstützt.

Wirkung: aktiviert und kräftigt das vordere Fußgewölbe durch sinnvolle Stärkung der »Bändchenmuskulatur« zwischen den Mittelfußknochen.

Die Fußgewölbe anspannen mit dem »Swingpointer«

- Stellen Sie sich mit etwa beckenbreit geöffneten Beinen hin.
- Legen Sie den »Swingpointer« genau unter den N1-Punkt Ihres Fußgewölbes, entspannen Sie den Vorfuß über den »Swingpointer« mit Ihrem ganzen Körpergewicht und spannen Sie dann Ihr vorderes Fußgewölbe an (Bändchenmuskulatur).
- Dies wiederholen Sie 20-mal mit jedem Fuß.

Wirkung: stärkt die vorderen Fußgewölbe.

Die Lebenswelle rückwärts

Siehe Seite 106.

Die »Strahlen« öffnen mit Partner

Siehe Seite 100.

Die Lebenswelle mit Partner

Siehe Seite 101.

Übungen für den Knickfuß

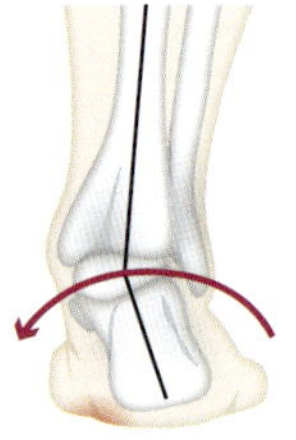

Knickfuß

Beim Knickfuß sinkt das Fußgelenk zu sehr nach innen, woraus oft Schmerzen in den Fußgelenken resultieren. Der Knickfuß ist häufig eine Folge vom beziehungsweise verbunden mit dem Senkfuß.

In diesem Falle können Sie zunächst die »Übungen für den Senk- oder Plattfuß« (siehe oben) ausführen, oft richtet sich dann auch das Fußgelenk schon auf.

»Der Turmspringer«

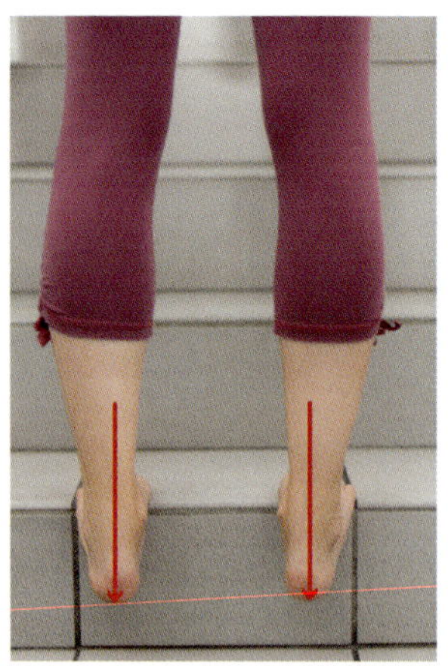

»Turmspringerübung«

- Stellen Sie sich mit etwa beckenbreit geöffneten Beinen mit dem Vorfußballen rückwärts an den Rand einer Treppe und halten Sie sich (anfänglich) am Geländer fest. Lassen Sie die Fersen sinken.
- Visualisieren Sie dabei, dass die Ferse eine Außenbetonung bekommt. So richtet sich die Achillessehne gerade aus.
- Aus dieser Stellung heraus drücken Sie sich von den Füßen aus mit guter Körperspannung auf die halbe Spitze und wieder zurück.
- Wiederholen Sie diese Übung circa 20-mal.

Wirkung: stärkt die gesamte Bein- und Fußmuskulatur, die das Fußgelenk im Lot hält.

Die Lebenswelle mit Partner

Siehe Seite 101.

Alltagsübung »Wahre Größe«

- Stellen Sie sich immer wieder einmal im Alltag vor, in Ihren beiden Fußgelenken erhöben sich kleine »Lichtkathedralen«, wie es in der Abbildung dargestellt wird.
  Wirkung: spüren des erhebenden Gefühls, das daraus entsteht, und der wahren eigenen Größe!

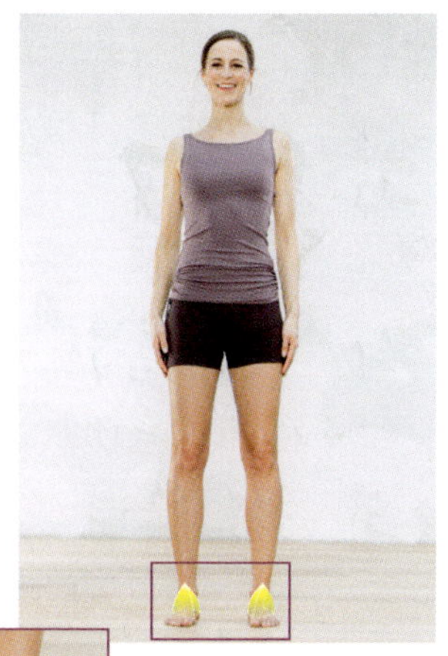

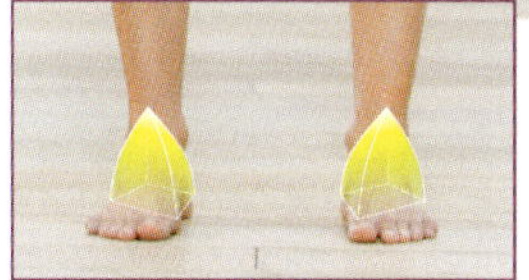

»Lichtkathedrale« im Sprunggelenk

Übungen beim Hallux valgus

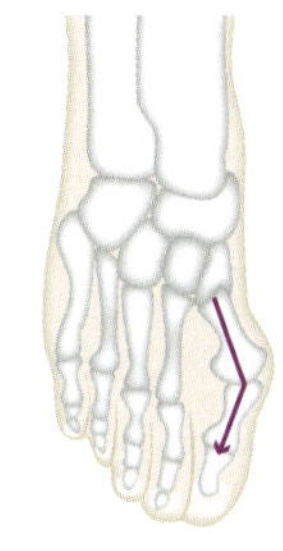

Hallux valgus

Zunächst können Sie beim Hallux valgus einmal die »Übungen für den Senk- oder Plattfuß« und die »Übungen für den Knickfuß« ausführen, falls diese Diagnosen zutreffen. So kann die Großzehe überhaupt erst wieder in die richtige Richtung ausgreifen. Die »Übungen für den Spreizfuß« integrieren dann noch das Großzehengrundgelenk etwas in den Vorfuß.

Dehnungsübung

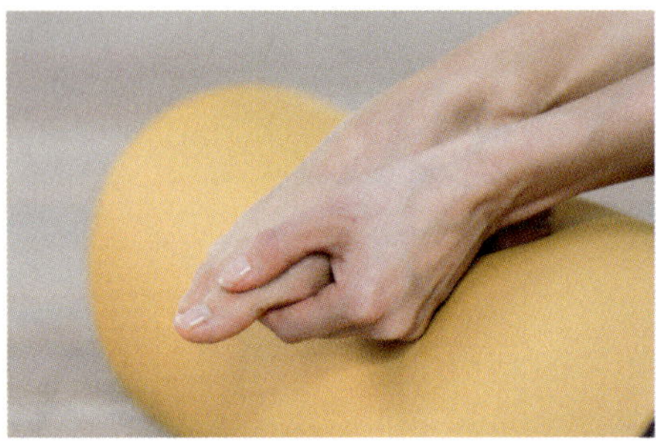

Dehnung bei Hallux valgus

Ganz wichtig ist es beim **Hallux valgus**, das **Großzehengrundgelenk beweglich** zu halten, besonders wenn es schon **arthritisch** reagiert. Dehnungen in alle Richtungen sind sinnvoll, vor allem nach oben und unten und zur öffnenden Seite.

- Nehmen Sie eine bequeme Position im Liegen oder Sitzen ein.
- Dehnen Sie das Großzehengrundgelenk in alle Richtungen, bevorzugt gerade nach unten.
  Wirkung: hält das Großzehengrundgelenk beweglich.

Die Lebenswelle mit Partner

Siehe Seite 101.

Die Lebenswelle rückwärts

Siehe Seite 106.

Übungen bei Krallen- und Hammerzehen

Beim Krallenzeh ist das zweite Gelenk des Zehs hochgezogen, beim Hammerzeh das erste. Zunächst einmal sollten Sie die »Übungen für den Spreizfuß« ausführen, um das vordere Fußgewölbe zu stärken und die Zehen möglichst zu entspannen.

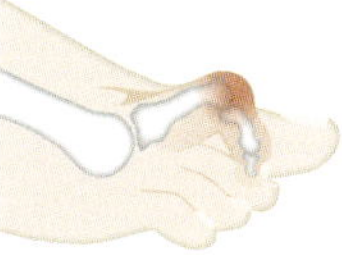

Krallenzeh

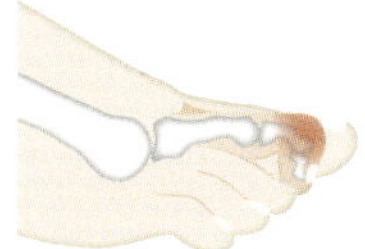

Hammerzeh

Dehnen der kleinen Zehengelenke

- Nehmen Sie eine bequeme Stellung ein.
- Legen Sie einen Fuß auf den Oberschenkel der anderen Seite.
- Dehnen Sie die kleinen Zehengelenke mit der entgegengesetzten Hand nach oben und unten.

  Wirkung: hält die kleinen Zehengelenke beweglich und verhindert Arthrose.

Übung mit dem »Swingpointer«: »Geckozehen«

- Stellen Sie sich mit etwa beckenbreit geöffneten Beinen hin.
- Platzieren Sie den »Swingpointer« unter der Mitte Ihres vorderen Fußgewölbes (N1, nicht unter dem Ballen!) und stellen Sie sich darauf, indem Sie Ihr Körpergewicht in den Fuß hinein entspannen. Dadurch sollten sich die Zehen ebenfalls entspannen und nach vorn ausgreifen.

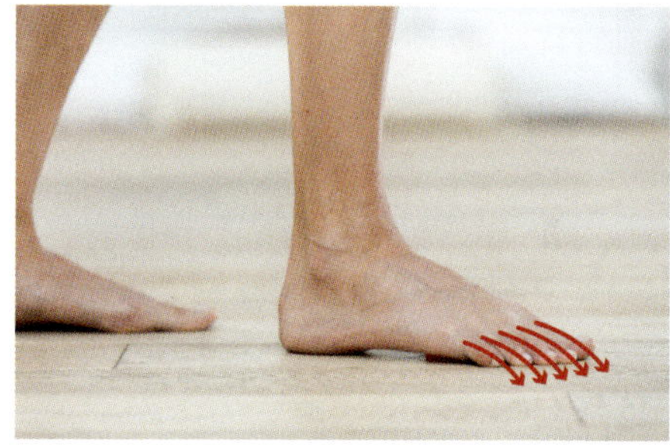

Ausgreifen der Zehen auf »Swingpointer«

- Geben Sie diesem Impuls nach und greifen Sie mit Ihren Zehen nach vorn aus.
  Wirkung: verlängert und entspannt die Zehen.

Die Lebenswelle mit Partner

Siehe Seite 101.

Die Lebenswelle rückwärts

Siehe Seite 106.

Übungen für den Hohlfuß

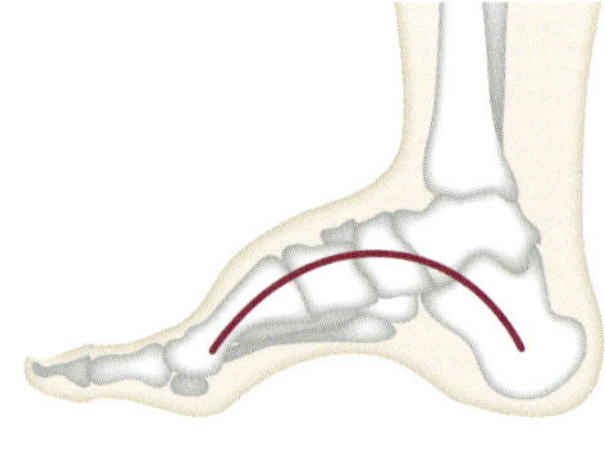

Hohlfuß

Beim Hohlfuß handelt es sich im Grunde um die Umkehrung des Senkfußes; das heißt, der Fuß wölbt sich im Übermaß vom Boden weg. Meist liegt eine Verkrampfung in der gesamten Fußmuskulatur vor.
Doe folgenden Übungen sollen die Faszien der-Platarmuskulatur lösen.

Die Lebenswelle rückwärts

Siehe Seite 106.

Übung mit dem »Swingpointer«: In den Fuß hinein entspannen

- Stellen Sie sich mit etwa beckenbreit geöffneten Beinen hin.
- Legen Sie den »Swingpointer aktive« oder »relax« auf den Boden, massieren Sie Ihren gesamten Fuß damit durch, indem Sie sich mit Ihrem Körpergewicht auf den jeweiligen Fuß stellen und sich in den Fuß hinein entspannen.
- So oft wiederholen, wie es angenehm für Sie ist.

  Wirkung: entspannt die ganze Fußmuskulatur und den gesamten Körper.

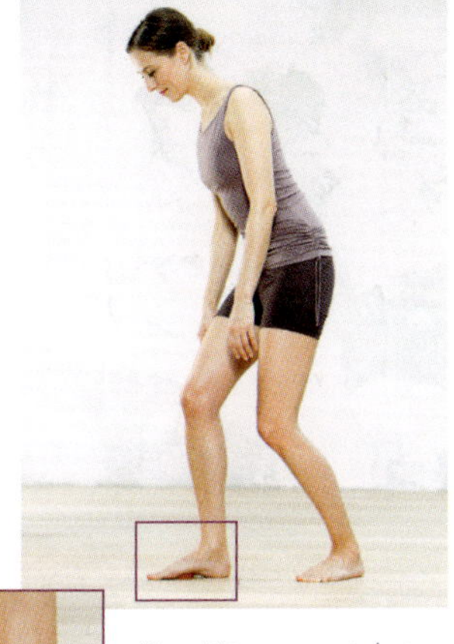

Das Körpergewicht in den »Swingpointer« hinein entspannen

Die Lebenswelle mit Partner

Siehe Seite 101.

Die Lebenswelle rückwärts

Siehe Seite 106.

Übungen bei einem Fersensporn

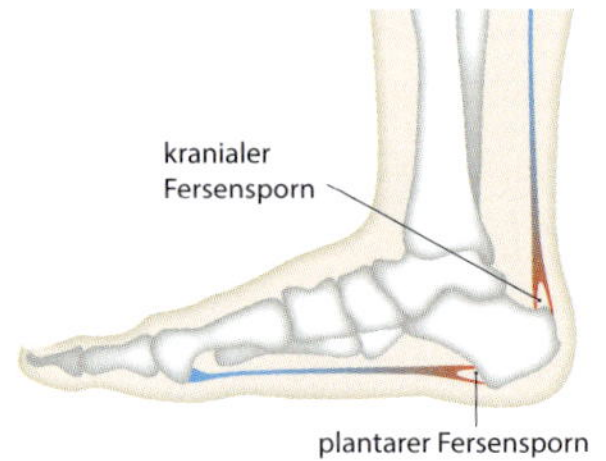

Fersensporn

Beim Fersensporn handelt es sich wie gesagt um kalzifizierte Ablagerungen unter der Ferse, wo die Hauptplantarsehne ansetzt. Schmerzen entstehen meist unter der Ferse. Seltener tritt auch ein oberer Fersensporn auf, die sogenannte Haglundferse (nach dem schwedischen Orthopäden Patrik Haglund). Er befindet sich oben an der Ferse, wo die Achillessehne ansetzt

Abhilfe schaffen meist entspannende Maßnahmen der ganzen Fußmuskulatur, am besten die Lebenswelle als Partnerübung beziehungsweise Behandlung. Manchmal hat sich die Kombination mit einer Stoßwellentherapie bewährt.

Die Lebenswelle rückwärts

Siehe Seite 106.

Übung mit dem »Swingpointer« für den ganzen Fuß

- Massieren Sie immer wieder – vor allem nach belastenden Tagen – Ihre gesamte Fußmuskulatur, indem Sie regelmäßig entspannt auf den »Swingpointer« steigen und Ihren gesamten Fuß damit durchmassieren und entspannen.
- Entlasten Sie dabei Ihr ganzes Körpergewicht auf den »Swingpointer« beziehungsweise »in die Erde« hinein.

  Wirkung: entspannt und entlastet die gesamte Fußmuskulatur.

III. Die Yoga-der-Erde-Zyklen

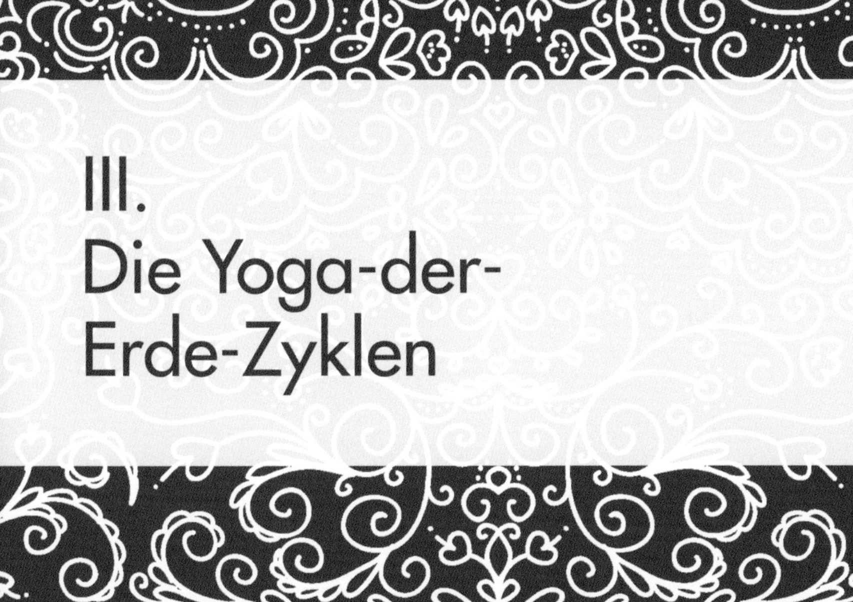

Vorbereitung: Gestalten Sie sich Ihr eigenes Yoga-Ritual

Wenn Sie das Yoga der Erde selbstständig üben möchten, gestalten Sie sich Ihr persönliches Ritual. In einem solchen immer wiederkehrenden Vorgang finden wir Ruhe, Geborgenheit und Rückhalt in der natürlichen Ordnung. Das Wiederholen einer Zeremonie bewirkt ein »Nachhausekommen« in etwas Gesundes und Heiliges und kann das Urvertrauen und die Selbstheilungskräfte enorm stärken.

Eins der Prinzipien eines Rituals ist die Schaffung eines (heiligen) Orts, an den bestimmte Kräfte eingeladen beziehungsweise an dem sie erfahren werden können. Innerhalb dieses konzentrierten Raums können wir abseits vom Alltagsgeschehen besondere Erfahrungen sammeln, die uns für unser »äußeres« Leben dienlich sein werden. Der heilige Raum kann im Geiste geschaffen, aber auch durch äußere Anker für unsere Sinne erfahrbar gemacht werden. Wichtig ist es, bewusst in einen Ritualraum hineinzutreten und diesen auch bewusst wieder zu verlassen.

Um einen solchen zu schaffen, gibt es allerlei Möglichkeiten. Sehr basal ist dabei die Form oder das Symbol des Kreises. In einem Kreis fühlen wir uns geborgen, obwohl wir ihn jederzeit auch wieder verlassen können. Ein bestimmter Duft oder Räucherwerk kann uns sinnlich auf diesen Raum einstimmen. Mit dem Anzünden einer Kerze erinnern wir uns an unser inneres Licht. Bestimmte, am besten helle, naturbelassene Kleidung, die nur zum Yoga getragen wird, kann schon als Einstieg in den heiligen Raum betrachtet werden. Auf einer Yoga-Matte, die nur zu diesem Zweck genutzt wird, entsteht mit der Zeit ein morphogenetisches (»gestaltbildendes«) Feld, das uns wiederum dabei unterstützt, schneller in den heiligen Raum einzutreten.

Ein Ritual muss aber gar nicht kompliziert gestaltet werden. Finden Sie die »Kleinigkeiten«, die Ihnen helfen, aus dem Alltag in diesen für Sie besonderen und geschützten Raum hinüberzutreten, und feiern Sie dort ganz konzentriert das Geschenk Ihres Lebens.

In der »Vorbereitung« zu den »Lebensübungen« im »Yoga-der-Erde-Zyklus 1« (siehe unten) habe ich eine kurze Anleitung zur Schaffung eines Kraftraums eingefügt. Sie können dies aber für alle Übungen auch auf Ihre eigene Weise tun.

Anfangs- und Endentspannung

Beginnen und beenden Sie Ihre Praxis wie im klassischen Yoga jedes Mal mit einer Entspannung in der klassischen *Yoga-Entspannungshaltung (Shirvasana)*, um *gut bei sich anzukommen* und am Ende der Praxis die Übungen im Energiesystem gut zu verankern.

Wenn Sie gestresst und überladen sind, dann beginnen Sie die Praxis mit »Entladen und Entstressen« und legen Sie sich erst danach in die Entspannungshaltung.

»Der Tanzende Shiva« kann auch allein ohne Entspannung morgens geübt werden, um wach zu werden. Diese Übung gleicht die Gehirnhälften aus und hebt die Stimmung allgemein.

Entladen und Entstressen

- Stellen Sie sich am besten barfuß oder in Socken etwa mit beckenbreit auseinanderstehenden Füßen an einen ruhigen Ort.
- Hüpfen Sie zunächst ganz locker auf dem Platz, lösen Sie Ihren gesamten Körper, spüren Sie, wie alle Zellen Ihres Körpers in Bewegung kommen.
- Erden Sie dann langsam Ihre Füße, indem Sie sich vorstellen, die Füße saugten sich am Boden fest.
- Federn Sie dabei rhythmisch weiter in den Knien, lassen Sie die Arme und Hände ganz locker und schütteln Sie sie in Richtung Boden aus.
- Geben Sie dabei alles an die Erde ab, was Sie belastet.
- Rollen Sie nun langsam mit dem Oberkörper nach vorn ab, lassen Sie den Kopf los und schütteln Sie sich weiter in Richtung Erde aus.

- Kommen Sie langsam zur Ruhe und rollen Sie den Oberkörper allmählich hoch, bleiben Sie aber weich in den Knien.

  Wirkung: entlädt und entstresst den gesamten Organismus und erdet.

»Den Himmel öffnen und die Erde umarmen«

- Öffnen Sie nun Ihre Arme Richtung Himmel, *Sie spannen bildlich den Himmel auf*, und öffnen Sie dabei imaginativ Ihr Brustbein Richtung Himmel mit dem Einatmen.
- Strecken Sie den Po heraus, machen Sie fast ein Hohlkreuz und gehen Sie noch weiter in die Knie. Runden Sie dann den Rücken und umfassen Sie eine imaginäre große Kugel vor Ihrem Körper, *Sie umarmen die Erde* beim Ausatmen.
- Wiederholen Sie dies 3-mal und atmen Sie dabei sehr tief ein und aus.
- Rollen Sie den Oberkörper langsam mit hängendem Kopf wieder hoch.

  Wirkung: öffnet den Organismus für die Lebenskraft des Himmels und der Erde.

»Der Tanzende Shiva«

»Der Tanzende Shiva« ist eine sehr gute Übung, um den **Kreislauf anzuregen**. Wir werden wach, die Stimmung wird gehoben. Gleichzeitig werden durch die Überkreuzbewegungen die **Gehirnhälften ausgeglichen**, was die Voraussetzung für ganzheitliche Wahrnehmungen, Erfahrungen und Lernen ist. Die Handhaltung, wobei Sie alle Finger verschränken und die Zeigefinger dann ausstrecken, unterstützt noch eine **gute Durchblutung**, hilft bei Bluthochdruck und **stärkt das Herz:**

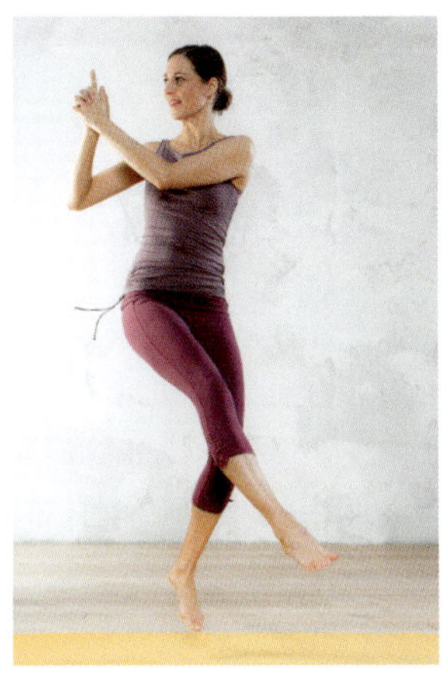

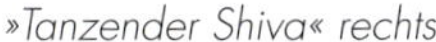

»Tanzender Shiva« rechts

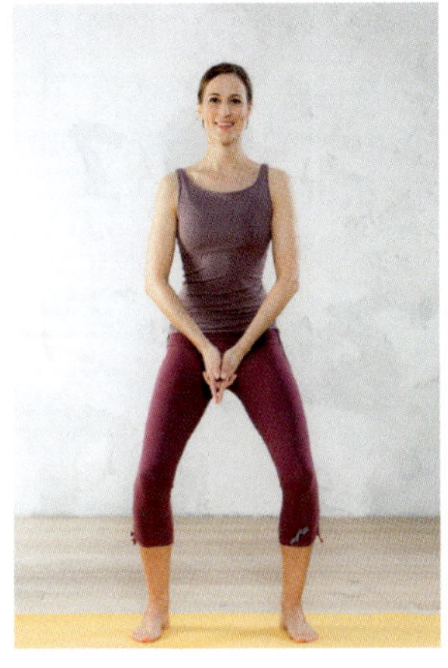

»Tanzender Shiva« Zwischenschritt

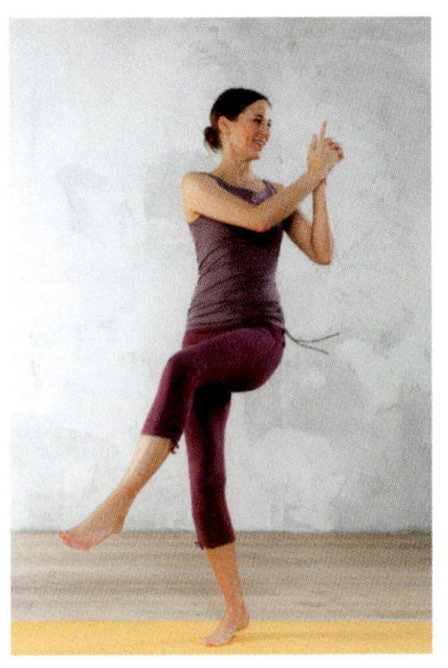

»Tanzender Shiva« links

- Stellen Sie sich entspannt an einen Ort, an dem Sie möglichst ungestört sind und etwas Bewegungsfreiheit haben.
- Verschränken Sie alle Finger ineinander und strecken Sie die Zeigefinger gerade aus.
- Kreuzen Sie den rechten Fuß über den linken und schwingen Sie die Arme nach rechts, blicken Sie dabei auf die Zeigefinger.
- Machen Sie mit dem rechten Fuß einen Schritt in die Mitte.
- Kreuzen Sie den linken Fuß über den rechten und schwingen Sie die Arme dabei nach links, Blick wieder auf die Zeigefinger.
- Machen Sie diese Bewegungen einige Male, bis sie im Gehirn verankert sind.
- Dann kommen Sie ins Tanzen, indem Sie beim Kreuzen des Beins das Bein locker schwingen und auf dem Standbein leicht hüpfen. Sie machen dabei eine »sirtakiartige« Bewegung mit den Beinen, während die Arme mit verschränkten Fingern locker hin und her schwingen.
- Tanzen Sie 1 bis 3 Minuten den »Tanzenden Shiva« und atmen Sie dabei durch die Nase oder gleichzeitig durch Nase und Mund.

- Schwingen Sie langsam aus und kommen Sie zur Ruhe.
- Stellen Sie sich wieder mit beckenbreit auseinanderstehenden Füßen hin und führen Sie noch 3-mal die Atemübung »Den Himmel öffnen und die Erde umarmen« (siehe oben) aus.
- Beenden Sie die Übung, indem Sie den Kopf und die Arme ganz entspannt Richtung Boden hängen lassen, die Knie sind leicht gebeugt, der Rücken ist rund, die Krone des Kopfes öffnet sich bildlich Richtung Erde. Bleiben Sie einige Atemzüge in dieser Haltung, schließen Sie die Augen, lassen Sie den Atem zur Ruhe kommen und fühlen Sie gut Ihre Füße am Boden.
- Stellen Sie sich ein Lot am Steißbein vor und lassen Sie es langsam Richtung Boden sinken, indem Sie so weit wie möglich in die Hocke gehen. Fokussieren Sie dabei Ihre Aufmerksamkeit ganz nach innen. *Wirkung:* wunderbar für Morgenmuffel geeignet, um den Tag wach und aktiv zu beginnen.

Ankommen

Am Ende einer Yoga-Session ausgeführt, kann sich das in den Übungen **Erfahrene** durch diese **klassische Yoga-Entspannungshaltung** im gesamten Organismus **setzen und neu verankern:**

- Legen Sie sich auf den Rücken auf eine Yoga-Matte (eine einmal längs gefaltete Decke tut am Anfang auch ihre Dienste) wie folgend beschrieben.
- Öffnen Sie die Beine etwas weiter als beckenbreit, die Zehen fallen zur Seite.
- Die Arme liegen mit etwas Abstand neben dem Körper, die Fingerspitzen zeigen Richtung Füße nach unten, die Handteller sind zum Himmel geöffnet.
- Schließen Sie die Augen und fühlen Sie den Boden, die Erde unter sich. Nehmen Sie wahr, wie die Erde Sie trägt, und geben Sie sich bei

jedem Ausatmen noch etwas mehr der Erde hin, lassen Sie los, Sie werden getragen.

- Wandern Sie mit Ihrer Aufmerksamkeit nun zu Ihrem Atem. Spüren Sie, wie der Atem ganz natürlich durch die Nase ein- und ausströmt, und geben Sie sich einige Atemzüge Ihrem natürlichen Atemrhythmus hin.
- Versuchen Sie bei jedem Ausatmen, noch ein wenig mehr loszulassen und in die Erde hineinzusinken. Genießen Sie 5 bis 12 Minuten die tiefe Entspannung.
- Kommen Sie am Ende langsam wieder aus der Entspannung heraus, indem Sie beginnen, sich in alle Richtungen zu räkeln, zu strecken und zu dehnen. Atmen Sie dabei nun auch wieder etwas intensiver ein und aus.
- Legen Sie sich noch kurz auf eine Seite in eine embryonale Stellung, kommen Sie dann langsam mit hängendem Kopf zum Sitzen und öffnen Sie die Augen. (Nach einer Tiefenentspannung ist es sehr wichtig, als Erstes nicht gleich den Kopf zu heben, da wir damit unser Nervensystem im Nackenbereich sehr fordern.)
- Richten Sie sich langsam und »organisch« auf, indem Sie mit hängendem Kopf und geschlossenen Augen zunächst das Becken stabilisieren, dann die starke Lendenwirbelsäule aufrichten, nun folgt die Brustwirbelsäule, der Hals und schließlich als Krönung unser Haupt. Erst am Ende öffnen Sie die Augen. Diese Art aufzustehen ist nach jeder Tiefenentspannung und auch nach dem Schlaf sehr zu empfehlen.

Wirkung: lässt uns ganz bei uns ankommen und entspannt und entlastet das gesamte Nervensystem. Stark regenerierende Wirkung.

Yoga-der-Erde-Zyklus 1: Die »Lebensübungen«

Die Lebensübungen sind ein leicht zu erlernender Yoga-Übungszyklus für die Füße und die Wirbelsäule, die beide nach denselben Prinzipien »Welle« und »Spirale« funktionieren. Der Zyklus erdet und stellt die Verbindung mit allen Elementen her, auch die Chakren werden harmonisiert. Über die beiden Grundbewegungen »Welle« und »Spirale« werden die Füße und die Wirbelsäule aktiviert, das Nerven- und Hormonsystem wird harmonisiert. Somit erfahren auch die Regenerations- und Selbstheilungskräfte des ganzen Organismus eine intensive Unterstützung.

Die »Lebensübungen« können zu jeder Tageszeit ausgeführt werden. Morgens sollten Sie das Entladen und Entstressen weglassen, am Abend die Endentspannung etwas ausdehnen.

Die »Lebensübungen« stellen einen abgeschlossenen Zyklus dar, der als Ganzes wirkt; Sie können sich bei wenig Zeit aber auch einzelne Übungen herausnehmen, da sie eher sanft wirken.

Am Schluss der »Lebensübungen« können Sie Ihre Yoga-Praxis mit einer »Endentspannung« (siehe oben) abschließen oder Ihre speziellen **Fußübungen** anschließen, **Stehhaltungen** ansetzen oder den »**Berglöwenzyklus**« (für Geübte!) ausführen.

Vorbereitung der »Lebensübungen«

Wir bauen einen **Schutzraum** auf, in dem wir die Kraft der Elemente einladen und konzentrieren können.

- In der Yoga-Entspannungshaltung legen Sie zum Beginn der »Lebensübungen« im Liegen die Hände auf Ihren unteren Bauch und lassen den Atem in Ihrer Vorstellung in den unteren Bauchraum fließen. Dabei hebt sich der untere Bauch sanft mit dem Einatmen und senkt sich mit dem Ausatmen.
- Spüren Sie Ihren unteren Bauchraum ganz bewusst von innen unter Ihren Händen.
- Lassen Sie sich nun mit jedem Ausatmen in Ihren Bauchraum hineinsinken. Nehmen Sie alle Wahrnehmungen mit hinein in diesen sinnlichen Raum und machen Sie es sich dort gemütlich wie ein kleines Baby.
- Genießen Sie einige Atemzüge lang, ganz bei sich zu sein, an diesem inneren Ort der Geborgenheit.
- Beginnen Sie nun langsam wieder, aus Ihrem Bauch herauszuwachsen, sich zu räkeln und zu strecken, und dehnen Sie sich wieder in Ihre volle Körpergröße hinein – und darüber hinaus … Fühlen Sie die Kraft, Kreativität und Lebensfreude des inneren Kindes in sich.
- Stellen Sie in Rückenlage Ihre Füße an den Körper heran, die Füße beckenbreit und parallel, die Arme liegen entspannt neben dem Körper.
- Spüren Sie Ihren Nabel und machen Sie sich bewusst, dass Ihr Nabel in der folgenden Yoga-Praxis das Zentrum der Welt für Sie ist.
- Spannen Sie nun geistig einen Kraft- und Schutzraum um sich herum auf wie eine Seifenblase, in den wir in den nächsten Übungen auch die Kraft der Elemente einladen.

  Wirkung: lässt uns in Kontakt treten mit unserem inneren Kind und unserer Kreativität.

Erde – Beckenklopfen: »Den Kessel anheizen«

Die Übung **erdet** und verteilt angestaute Energie, auch die von Gefühlen wie Wut oder Zurückhaltung im ganzen Körper. Sie **stärkt die Knochen** und das »Knochenbewusstsein«, was wichtig ist, um kraftvoll im Leben zu stehen:

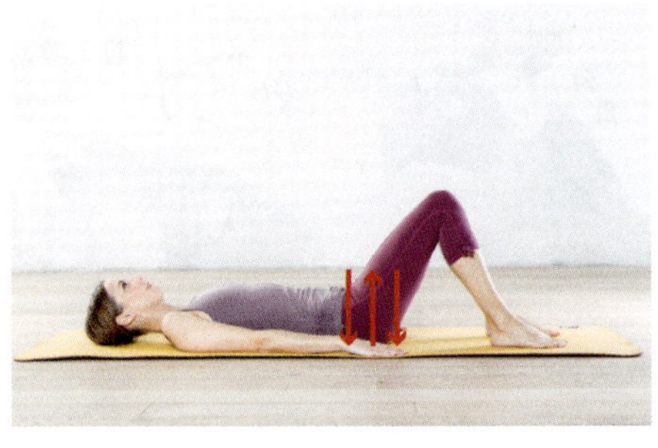

Den Kessel anheizen

- Sie liegen auf dem Rücken, die Füße beckenbreit an den Körper herangestellt, die Arme liegen neben dem Körper, die Handinnenflächen zur Erde gedreht.
- Atmen Sie tief in den unteren Bauch hinein und beginnen Sie dann, Ihr Kreuzbein intensiv und rhythmisch aus dem Becken heraus für 1 bis 3 Minuten lang auf die Erde zu klopfen. Der Po ist dabei ganz locker, lassen Sie Ihren Beckenboden schwingen und setzen Sie so wenig äußere Muskulatur ein wie nötig.
- Laden Sie im Geiste das Wesen der Erde verstärkt in Ihren Kraftraum ein.
- Klopfen Sie weiter und spüren Sie die Vibration in den Knochen. Nehmen Sie Ihr ganzes Skelett wahr und schöpfen Sie dabei auch einige kräftige Atemzüge für den Stoffwechsel in Ihren Knochen.
  Wirkung: animiert das unterste Chakra (Muladhara) und heizt so unser »Erdfeuer« an.

Wasser – »Auf dem Wasserbett schwingen«

Diese Übung animiert das **zweite Chakra** (Svadhisthana), bringt unsere **Gefühle** ins Fließen und regt unsere **Sinnlichkeit** an:

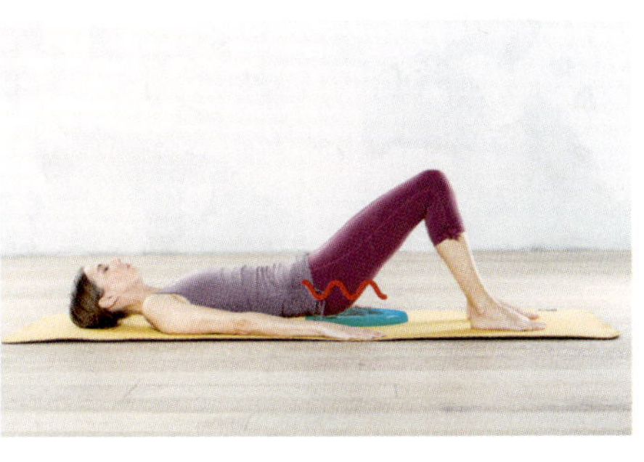

Beckenklopfen auf einem Wasserbett

- Sie liegen auf dem Rücken, die Füße beckenbreit an den Körper herangestellt, die Arme liegen neben dem Körper, die Handinnenflächen zur Erde gedreht.
- Klopfen Sie weiterhin Ihr Kreuzbein rhythmisch auf die Erde, jetzt ist die Bewegung etwas weniger ausholend und sanfter. Stellen Sie sich vor, Sie hätten ein Wasserbett unter Ihrem Kreuzbein, auf dem es schwingt.
- Entspannen Sie dabei den ganzen Körper, spüren Sie, wie die Leistengegend weich wird, und entspannen Sie auch den Unterkiefer.
- Während Sie sanft klopfen, spüren Sie, wie die Flüssigkeiten in Ihrem Körper (Blut, Verdauungssäfte, Lymphe, Tränen, Liquor in Wirbelsäule und Gehirn) in Schwingung versetzt werden. Laden Sie dabei das Wesen des Wassers in Ihren Kraftraum ein.
- Nehmen Sie einige tiefe Atemzüge für die Reinigung und Energetisierung Ihrer Körperflüssigkeiten.
- Kommen Sie langsam zur Ruhe und spüren Sie noch kurz dem Fließen in Ihrem Körper nach.

  Wirkung: reinigt und energetisiert unsere Körperflüssigkeiten.

Feuer – »Drachenatem«

Diese Übung regt unser **drittes Chakra** (Manipura) an und stärkt unsere **Willenskraft:**

- Sie liegen auf dem Rücken, die Füße beckenbreit an den Körper herangestellt, die Arme liegen neben dem Körper, die Handinnenflächen zur Erde gedreht.
- Atmen Sie nun kräftig in kurzen, sanften Stößen 1 bis 3 Minuten durch die Nase ein und aus. Beim Ausatmen bewegt sich der Nabel kräftig, aber locker Richtung Wirbelsäule (das Zwerchfell bewegt sich in den Brustkorb hinein). Beim Ausatmen entspannt sich dieser wieder.
- Achten Sie darauf, dass sich Zwerchfell und Bauch immer wieder entspannen. Gegebenenfalls machen Sie eine kurze Pause mit dem Feueratem und nehmen ein paar normale Atemzüge zur Entspannung.
  Wirkung: wirkt sehr reinigend und energetisierend auf den ganzen Körper. Widerstände können »verbrannt« werden.

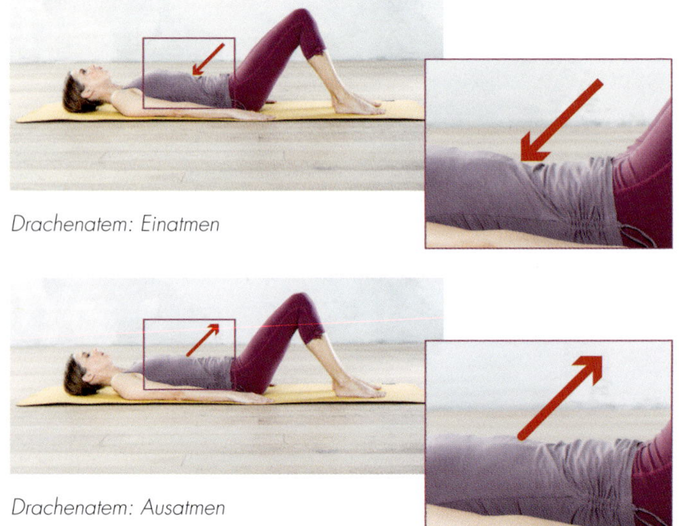

Drachenatem: Einatmen

Drachenatem: Ausatmen

Äther/Luft – Die Prana-Atmung

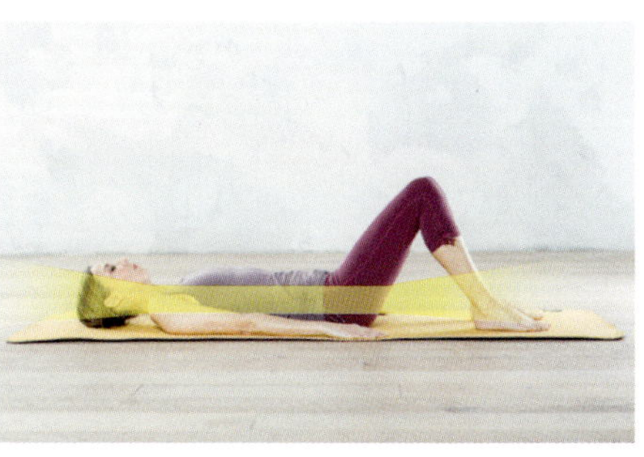
Die Prana-Atmung

- Sie liegen auf dem Rücken, die Beine sind beckenbreit angestellt.
- Bleiben Sie auf dem Rücken liegen, ziehen Sie Ihre Beine gebeugt an den Körper heran, umfassen Sie die Unterschenkel mit den Unterarmen, eine Hand greift die andere. Nun können Ihre Knie in die Ellbogenbeugen sinken, und Ihr Becken kann sich energetisch öffnen.
- Ziehen Sie Ihr Kinn leicht Richtung Hals, damit sich auch der Nacken und der Hinterhauptbereich öffnen.
- Atmen Sie in Ihrer Vorstellung 3-mal durch Ihr »geöffnetes« Becken ein, durch die Wirbelsäule hindurch und dann durch den »offenen« Schädel aus (Erdatmung).
- Atmen Sie nun in der Vorstellung 3-mal durch den »geöffneten« Schädel ein, durch die Wirbelsäule hindurch und durch das »geöffnete« Becken aus (Himmelsatmung).

  Wirkung: reinigt unser Energiesystem und öffnet uns für die Lebenskräfte von Himmel und Erde.

Die Lebenswelle für die Wirbelsäule

Die Lebenswelle erinnert die Wirbelsäule an ihre Urbewegung, das wellenartige Schwingen, und kann **Blockaden** im Wirbelsäulenbereich lösen. Wir kommen wieder in den **Fluss des Lebens**, und die Wirbelsäule wird mit der Zeit immer beweglicher. In Indien gibt es ein Sprichwort: »Ein Mensch ist so alt, wie seine Wirbelsäule beweglich ist …«

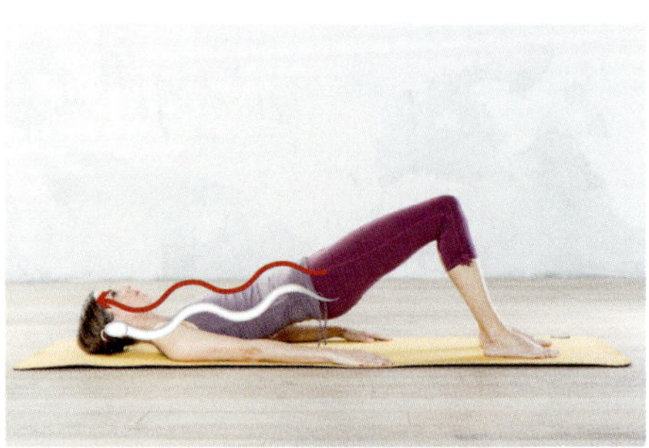

Die Lebenswelle im Liegen

- Die Füße stehen weiterhin beckenbreit parallel an den Körper herangestellt. Spüren Sie, wie sich Ihre Wirbelsäule in ihre natürliche S-Position begibt (Ausgangsposition für die Welle). Die Arme liegen neben dem Körper.
- Spüren Sie guten Bodenkontakt in den Füßen und richten Sie die Längsgewölbe sanft auf, indem Sie das Gewicht eher auf die Außenkanten der Fersen verlagern, wobei alle Zehen Bodenkontakt behalten.
- Lenken Sie Ihre Aufmerksamkeit nun zum Beginn der Wirbelsäule hin, zum Steißbein (etwa in der inneren Aftergegend), und lassen Sie den Atem imaginativ dorthin fließen.
- Beginnen Sie nun mit dem nächsten Einatmen, vom Steißbein aus Ihre Wirbelsäule hochzurollen, bis Sie in einer Art kleinen Brücke sind, mit dem nächsten Ausatmen rollen Sie auf der Wirbelsäule von oben nach unten wieder ab.
- Diese Bewegung wiederholen Sie etwa 1 Minute, immer mit dem Einatmen heben, mit dem Ausatmen abrollen, der Atem führt jede Bewegung an.
- Konzentrieren Sie sich dabei auf die »Wirbelsäulenschlange« und verwenden Sie so wenig äußere Muskulatur wie nötig.
- Machen Sie sich dabei bewusst, dass wir ein Leben lang auf der Lebenswelle schwingend unterwegs sind, und führen Sie diese Bewegung entsprechend meditativ, nach innen gerichtet aus. Die Bewegungen haben eigentlich keinen Anfang und kein Ende, sie gehen ineinander über.
- Am Ende der Übung heben Sie noch einmal das Becken so hoch wie möglich, schließen den Beckenboden, indem Sie ihn anspannen, und bleiben noch einige Atemzüge in dieser Position.

- Legen Sie die Arme hinter dem Kopf ab und rollen Sie im Zeitlupentempo die Wirbelsäule wie eine Perlenkette, Wirbel für Wirbel, wieder auf die Erde zurück.
  Wirkung: harmonisiert im Grunde alle Chakren entlang der Wirbelsäule. Am Ende wird noch mal besonders das Halschakra (Vishuddha) angeregt.

Spiralbewegung der Wirbelsäule – »Kleines Krokodil«

In dieser Übung wird das spiralige Verschrauben der Wirbelsäule geübt. **Blockaden** in diesem Bereich können sich lösen, die **Nervenaustrittskanäle** werden frei, und die **inneren Organe** werden gut versorgt:

- Sie liegen auf dem Rücken, die Beine sind angestellt.
- Beugen Sie Ihre Knie und ziehen Sie sie nah an den Körper heran. Die Arme strecken Sie seitlich auf Schulterhöhe aus, die Arme liegen neben dem Körper, die Handinnenflächen Richtung Erde.
- Senken Sie nun die Knie mit dem Ausatmen nach rechts, kommen Sie mit dem Einatmen wieder zur Mitte, senken Sie sie dann mit dem Ausatmen nach links und mit dem Einatmen wieder zur Mitte – und so fort.
- Führen Sie diese Übung etwa 1 bis 3 Minuten fließend im eigenen Atemrhythmus aus. Achten Sie darauf, dass jeweils die Gegenschulter auf der Erde bleibt; das heißt, Sie lassen die Beine nur so weit zur Seite sinken, wie dies die Schulter auf der anderen Seite erlaubt.

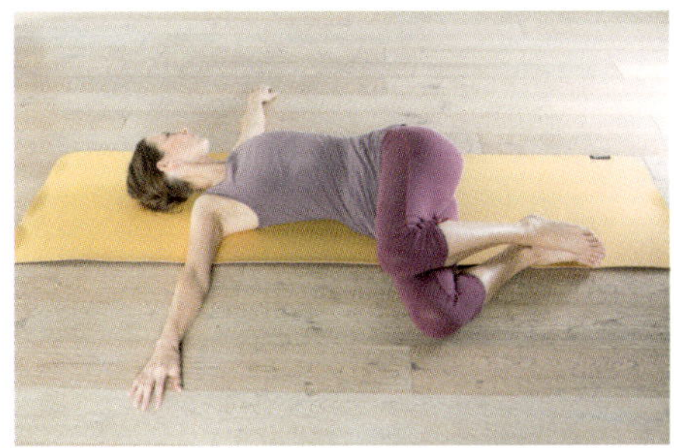

»Kleines Krokodil«

- Am Ende lassen Sie auf einer Seite die Beine zu Boden sinken und den Kopf in die Gegenrichtung fallen, bleiben Sie einige Atemzüge so liegen und lassen Sie die Schwerkraft für sich arbeiten (die Beine, die Arme und der Kopf sinken durch ihr eigenes Gewicht Richtung Boden). Entspannen Sie sich in die Position hinein und atmen Sie imaginär zwischen die Rippen im Rücken.
- Führen Sie dasselbe auf der anderen Seite aus.

  Wirkung: aktiviert das Bauch- und Herzchakra (Manipura und Anahata) und bringt Beweglichkeit in die Brustwirbelsäule.

Die Zellen beleben – »Der Käfer«

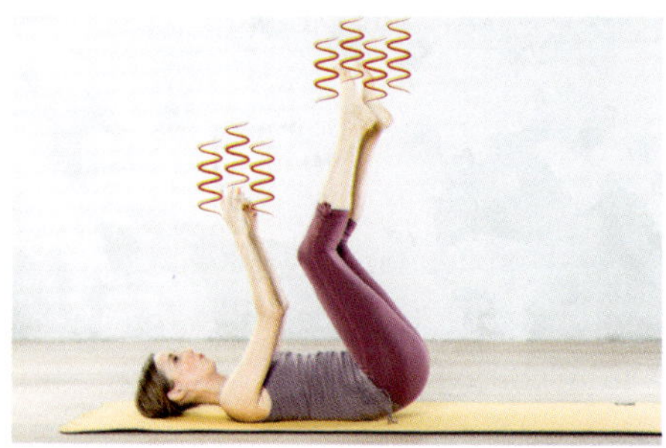

»Der Käfer«

»Der Käfer« mit dieser Atemtechnik ist eine der besten **»Jungbrunnenübungen«**, macht wach und hebt die Laune. Durch die hohe Sauerstoffaufnahme wird unser Körper **entsäuert**, und alle Zellen werden belebt. Er ist eine der besten **Krampfaderübungen** und sollte – wenn Sie daran leiden – morgens und abends geübt werden. Falls Sie Stützstrümpfe tragen müssen, sollten Sie diese Übung vor dem Anziehen ausüben, da sie die Venen leert. Zur Abhärtung die Bettdecke abstreifen, das Fenster öffnen, die frische Luft genießen und alle Zellen erwecken. – Übrigens: Manchmal legt sich auch ein großer, dicker Käfer auf den Rücken … und lernt enorm dazu.

- Bleiben Sie auf dem Rücken liegen und heben Sie die Arme und Beine Richtung Himmel.
- Beginnen Sie kräftig die Arme und Beine auszuschütteln, lassen Sie dabei die Hände und Füße los.

- Während des Schüttelns atmen Sie kräftig durch die Nase ein und durch die geschürzten Lippen (Blasebalgatmung) aus. Atmen Sie frische Energie (Prana) ein und stoßen Sie alles Überlebte mit dem Ausatmen aus. Atmen Sie dabei vollständig ein und vollständig aus, bis sich keine Restluft mehr in der Lunge befindet.
- Atmen und schütteln Sie 8 bis 16 Atemzüge lang.
- Kommen Sie zur Ruhe und halten Sie die Arme und Beine noch oben. Spüren Sie, wie nun das Blut aus den feinsten Kapillaren der Gliedmaßen zurück zum Brustraum fließt. Begrüßen Sie das verbrauchte Blut mit ein paar erfrischenden, tiefen Atemzügen in der Lunge. Wenn Arme und Beine kribbeln, haben Sie gut geatmet!
- Wenn Arme und Beine nicht mehr kribbeln, lassen Sie langsam die Füße in die Ausgangsposition zurückkommen, die Arme halten Sie weiterhin oben.

  Wirkung: regt den Kreislauf an.

»Die Engelübung«

Diese Übung entlastet die Schultern, öffnet unser **Herzzentrum** (Anahata) und kann das **Urvertrauen** stärken.

- Sie liegen auf dem Rücken.
- Halten Sie die Arme über den Schultern platziert nach oben ausgestreckt, die Handflächen nach innen gedreht.
- Ziehen Sie mit dem nächsten Einatmen die Schultern und Arme Richtung Himmel, mit dem Ausatmen legen Sie den Bereich zwischen den Schulterblättern breit auf den Boden, die Ellbogen werden weich. Wiederholen Sie dies 3-mal.
- Strecken Sie noch einmal mit dem Einatmen die Arme und Schultern Richtung Himmel, legen Sie dann mit dem nächsten Ausatmen die Schultern breit auf die Erde, mit dem nächsten Ausatmen die Oberarme, danach die Unterarme, schließlich die Handgelenke und Hände.

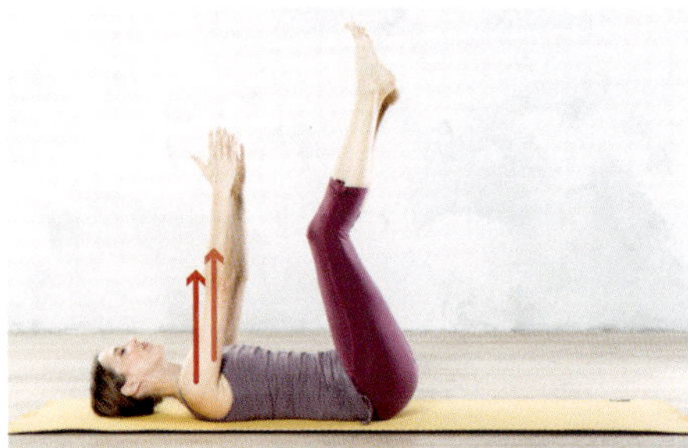

Die Schultern befreien

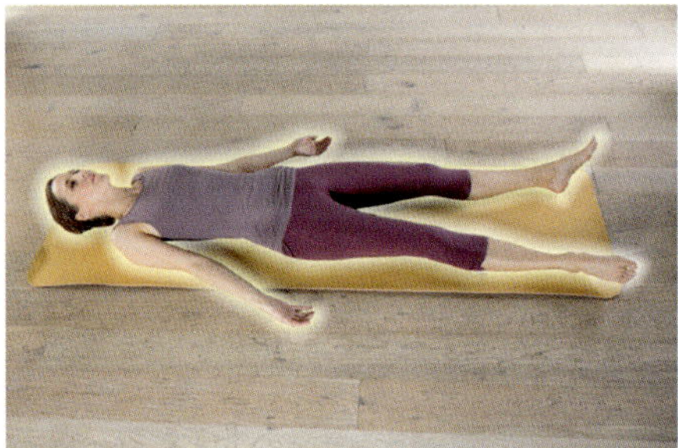

»Die Engelübung«

- Lassen Sie einige Atemzüge die Arme ganz schwer in den Boden sinken. Lassen Sie bei jedem Ausatmen alle Last, die auf den Schultern liegt, alle Verantwortung los und geben Sie alles an die Erde ab.
- Stellen Sie sich dabei Ihr energetisches Doppel vor, das wie eine Aura Ihren Körper umgibt und durchdringt (siehe Abbildung), oder einen Engel, der sich unterhalb Ihrer selbst befindet. Lassen Sie sich in seine Arme hineinsinken, lassen Sie sich auffangen.
- Bleiben Sie so einige Atemzüge liegen und genießen Sie das Aufgefangensein von Ihrem Engel. Atmen Sie dabei in Ihr Herzzentrum in der Brustmitte hinein und empfinden Sie Ihre Arme als so frei wie Engelsflügel.

Wirkung: regt die Selbstheilungskräfte im ganzen Organismus an.

Beenden der Yoga-Übungsreihe

- Sie können nun diese Übungsreihe beenden. Bleiben Sie 5 bis 12 Minuten in der Entspannungshaltung liegen und kommen Sie zur Ruhe.
- Beenden Sie den Zyklus, indem Sie wieder etwas tiefer ein- und ausatmen und beginnen, sich wieder zu räkeln, zu strecken und zu dehnen.
- Rollen Sie dann zu einer Seite und bleiben Sie noch einen Moment in der Embryo-Position liegen.

- Dann richten Sie sich allmählich auf, indem Sie zuerst das Becken stabilisieren, die Wirbelsäule langsam aufrichten und zum Schluss den Kopf auf dem letzten Halswirbel schweben lassen und die Augen öffnen.

Yoga-der-Erde-Stehhaltungen

Die Stehhaltungen können Sie gut an den ersten Zyklus, die »Lebensübungen«, anschließen, da dieser auch zur sanften Aufwärmung dient, die vor Stehhaltungen sehr sinnvoll ist.

»Der Baum«

Die spiralige Aufrichtungskraft in den Füßen wird durch diese Übung gestärkt, daher ist sie sehr hilfreich beim **Senk-** und **Knickfuß:**

- Stellen Sie sich mit parallel beckenbreit auseinanderstehenden Füßen hin, richten Sie sich auf und spüren Sie Ihre Körperachse.
- Verlagern Sie Ihr Gewicht und die Körperachse leicht auf das linke Bein und lassen Sie aus Ihrem linken Fuß bildlich Wurzeln in die Erde hineinwachsen.
- Nehmen Sie Ihr rechtes Knie in die rechte Hand und ziehen Sie das Knie so weit wie möglich nach außen und oben, ohne die Achse des Beckens zu verändern.
- Stellen Sie die rechte Fußsohle an die Innenseite des linken Beins heran auf einer Höhe, die Ihnen noch bequem ist.
- Geben Sie leichten Gegendruck mit dem linken Bein Richtung Fuß, damit die Körperachse aufgerichtet bleibt und Sie nicht in die linke Hüfte hineinsinken.
- Öffnen Sie die Arme in einem großen Bogen und bringen Sie schließlich die Hände über dem Kopf in der Gebetshaltung zusammen.

- Bleiben Sie 1 bis 3 Minuten in dieser Haltung und spüren Sie das Eingebundensein zwischen Himmel und Erde. Über die Fußsohle sind Sie geerdet und werden mit Energie versorgt. Die Krone Ihres Kopfes öffnet sich Richtung Himmel.
- Strecken Sie die Arme noch ein wenig mehr Richtung Himmel, öffnen Sie die Arme wieder in einem großen Bogen und stellen Sie den rechten Fuß zurück auf die Erde.
- Führen Sie die Übung nun auf der anderen Seite aus, indem der rechte Fuß auf der Erde bleibt und der linke angehoben wird.

  Wirkung: erdet, stärkt die Konzentration und lässt uns zur Ruhe kommen.

»Der Schwebende Stuhl«

Durch das »Aushängen« der Wirbelsäule in dieser Übung können die **Nervenaustrittskanäle** wieder frei werden. Des Weiteren wird Druck von den **Bandscheiben** genommen, und sie können sich bis zu einem gewissen Grade wieder auffüllen (trinken Sie genügend Wasser, wenn Sie Yoga praktizieren). Gleichzeitig wird die Aufrichtungsmuskulatur der Beine und der **Wirbelsäule** gestärkt, die Längsgewölbe richten sich auf und wirken so dem **Senkfuß** und dem **Hallux valgus** entgegen:

- Stellen Sie sich mit beckenbreit parallel stehenden Füßen hin.
- Heben Sie die Arme in einem großen Bogen über den Kopf, verschränken Sie alle Finger ineinander und strecken Sie dann die Zeigefinger nach oben aus.
- Stellen Sie sich vor, Sie halten sich an einem imaginären Seil fest, das von oben kommt. Visualisieren Sie ein Lot am Steißbein, lassen Sie dieses nach unten sinken und gehen Sie dabei in die Knie.
- Öffnen Sie die Knie so weit, dass die Mitte der Kniescheibe über den zweiten und dritten Zeh zeigt.

- Sie fühlen den Kopf wie eingespannt, das Gewicht des Lots am Steißbein verlängert die Wirbelsäule. Das Becken ist aufrecht und der untere Rücken lang und gerade.
- Atmen Sie dabei lang und tief ein und aus und visualisieren Sie den Raum zwischen den Wirbeln, Ihre Bandscheiben, wie sie sich wieder auffüllen. Bleiben Sie 1 bis 3 Minuten in dieser Haltung.
  Wirkung: hilfreich bei den verschiedensten Rückenbeschwerden.

»Der Krieger des Herzens« (klassisch: »Erster Krieger« und »Zweiter Krieger«)

Diese Übung hilft uns, **Ziele** und Visionen, die aus dem Herzen kommen, auch **umzusetzen**. Der hintere Arm in dieser Übung steht dabei für die Vergangenheit, unser Brust- und Herzraum für das Jetzt und unsere Mitte, der vordere Arm steht für die Zukunft und die Vision. Wenn Sie die Übung körperlich korrekt ausführen, können Sie sich innerlich auf eine **Vision** oder einen **Wunsch** einstimmen und in dieser Übung Ihr Ziel visualisieren. Achten Sie dabei darauf, in Ihrer Mitte (Herzraum) zentriert zu bleiben.

- Stellen Sie sich mit parallel stehenden Füßen hin und machen Sie mit dem linken Bein einen großen Ausfallschritt nach hinten.
- Das vordere Bein bleibt etwa im rechten Winkel gebeugt, das hintere wird durchgestreckt, die Kniescheibe angehoben.
- Stützen Sie sich zunächst mit beiden Händen auf dem rechten Oberschenkel ab, um sich im Oberkörper aufzurichten.
- Bringen Sie die Arme in einem großen Bogen über den Kopf, verschränken Sie die Finger ineinander und strecken Sie die Zeigefinger nach oben.
- Richten Sie sich komplett auf und spüren Sie stolz Ihre Kraft.
- Wenn Sie gut stehen, können Sie sich noch in einem großen Bogen nach hinten beugen und den Brustraum aufgehen lassen. Bleiben Sie 5 bis 8 Atemzüge in dieser Stellung (»Erster Krieger«).

- Richten Sie den Oberkörper wieder auf und öffnen Sie die Arme, sodass der rechte Arm nach vorn zeigt, der linke gerade nach hinten.
- Gehen Sie mit dem rechten Bein noch ein wenig mehr in die Knie, blicken Sie über Ihre rechte Hand und peilen Sie ein Ziel an. 5 bis 8 Atemzüge sollten Sie hierbleiben (»Zweiter Krieger«).
- Führen Sie die beiden Kriegerstellungen auf der anderen Körperseite durch, indem Sie mit einem großen Ausfallschritt mit rechts nach hinten beginnen.

  Wirkung: stärkt unsere Standfestigkeit im Leben.

»Den Löwenkäfig durchbrechen« (klassisch: »Der Hund«)

Diese Übung **öffnet** den ganzen Körper und besonders die **Schulterregion**. Wenn Sie mit den Fersen Richtung Außenkante streben, richten sich die Längsgewölbe des Fußes auf:

- Beginnen Sie im Vierfüßlerstand, die Hände unter den Schultern, die Knie unter den Hüftgelenken.
- Strecken Sie die Knie und kommen Sie in die umgekehrte V-Stellung. Gehen Sie beim Einatmen auf die Fußballen, beim Ausatmen auf die Fersen mit Betonung auf die Außenkanten der Fersen.
- Drücken Sie sich dabei von den Handballen ab, das Brustbein strebt Richtung Boden.
- Wiederholen Sie dies 8 bis 20 Atemzüge lang.
- Bleiben Sie noch einige Atemzüge in der umgekehrten V-Stellung und streben Sie mit den Fersen Richtung Boden.

  Wirkung: stärkt die ganze Fußmuskulatur.

»Der kleine Löwe brüllt sich groß« (klassisch: »Der Löwe«)

Diese Übung stärkt unser **gesundes Aggressionspotenzial**, macht wach und befreit **unterdrückte Gefühle:**

- Kommen Sie über den Vierfüßlerstand in den Reitersitz, indem Sie sich mit dem Po auf den Fersen absetzen und den Oberkörper aufrichten.
- Ballen Sie Ihre Fäuste und legen Sie sie auf den Oberschenkeln ab.
- Atmen Sie mit geschlossenen Augen tief in den Bauch hinein.
- Atmen Sie kräftig aus, brüllen Sie aus dem Bauch heraus laut: »Bäh!« Strecken Sie dabei die Zunge weit heraus, öffnen Sie die Augen und strecken Sie kräftig Ihre Finger (Krallen) aus, während Sie sich leicht nach vorn strecken.
- Wiederholen Sie dies 8- bis 13-mal.

  Wirkung: löst die Gesichtsmuskulatur. Die Wangen werden rosig und unsere Gesichtszüge wieder sanft.

Yoga-der-Erde-Zyklus 2: »Der Berglöwe«

»Der Berglöwe« stellt einen Zyklus für etwas geübte, fortgeschrittenere Yogis und Yoginis dar und besteht aus sechs Stehhaltungen aus dem Hatha-Yoga, die ineinanderfließen. »Der Berglöwe« hilft, in den ungewöhnlichsten Situationen die Balance zu halten sowie sein Ziel im Sinne der Gemeinschaft nicht aus dem Auge zu verlieren, und ist somit gut geeignet für Führungspersönlichkeiten … und solche, die es werden möchten!

»Der Berg«

- Stehen Sie mit geschlossenen Beinen, die Füße gut geerdet, mit den Händen vor dem Brustbein in der Gebetshaltung.
- Stehen Sie sehr aufrecht, der Bauch ist leicht angespannt, und öffnen Sie Ihr Brustbein leicht nach oben.
- Visualisieren Sie eine wunderschöne Berglandschaft mit klarem blauem Himmel. Sie sind umgeben von beeindruckenden Gipfelketten. Sie befinden sich auf der Mitte eines gut begehbaren Grats, den Sie überblicken, Sie schauen auf einen Gipfel. Spüren Sie die majestätische Kraft dieser Landschaft und atmen Sie die klare, pranareiche Bergluft ein.

  Wirkung: erdet und ermöglicht, dass wir uns in unserer vollen Größe wahrnehmen.

»Der Krieger öffnet sein Herz«

- Machen Sie einen großen Ausfallschritt mit dem rechten Bein nach hinten, strecken Sie dieses lang und beugen Sie das linke Knie im rechten Winkel.
- Nehmen Sie gleichzeitig in einem großen Bogen die Arme über die Seite über den Kopf, verschränken Sie die Finger und zeigen Sie dann mit den Zeigefingern Richtung Himmel.
- Öffnen Sie Ihr Brustbein Richtung Himmel und beugen Sie sich leicht nach hinten.
- Spüren Sie über die Füße und Beine Ihre Kraft und Ihre gute Erdung, über Becken und Rumpf Ihre Aufrichtigkeit und Aufrichtung. Ihr Brustraum und Ihr Herz öffnen sich für die ganze Weite des Himmels.
  Wirkung: öffnet unser Herz, erdet und lässt uns unsere Kraft wahrnehmen (siehe auch die Übung »Der Krieger des Herzens« im Yoga-der-Erde-Zyklus 1).

»Der Krieger des Herzens peilt sein Ziel an«

- Richten Sie Ihren Oberkörper wieder aus der Rückbeuge heraus auf.
- Stellen Sie den hinteren Fuß quer, lassen Sie das vordere Knie gebeugt und öffnen Sie aus der Brustmitte heraus beide Arme gestreckt, den linken nach vorn, den rechten nach hinten.
- Blicken Sie über die linke Hand.
- Peilen Sie aus dem Herzen heraus Ihr Ziel an: den Gipfel, der vor Ihnen liegt.
- Vergessen Sie dabei nicht Ihr hinteres Bein und den hinteren Arm, die die Vergangenheit darstellen.
- Die Kraft aus Ihrem Herzraum fließt durch die Arme hinaus, Ihr Blick und Ihr Drittes Auge (das Stirnchakra) peilen den Gipfel an.
  Wirkung: hilft uns, unsere Ziele kraftvoll anzugehen.

»Der Krieger schöpft Kraft«

- Strecken Sie nun einatmend das vordere Knie, bringen Sie die Arme in einem großen Bogen über den Kopf und falten Sie die Hände in der Gebetsposition.
- Spannen Sie dabei alle Muskeln im Körper an und komprimieren Sie diese bildlich um Ihre Achse.
- Atmen Sie aus und kommen Sie wieder »in den Krieger«, indem Sie das vordere Bein beugen und die Arme wieder ausstrecken.
- Beim Einatmen zentrieren Sie Kraft in Ihrem Körper, die Sie dann beim Ausatmen in Ihr Ziel nach vorn senden.
- Wiederholen Sie diese Übung 3-mal.

Wirkung: lässt uns Kraft sammeln und um unsere Achse herum zentrieren.

»Seitliche Winkelstellung«

- Legen Sie Ihren linken Unterarm auf dem linken Oberschenkel ab und strecken Sie den rechten Arm in Verlängerung des rechten Beins über den Kopf aus.
- Rotieren Sie den Brustkorb, bis die rechte Schulter über die linke zeigt, und drehen Sie den Kopf Richtung Himmel.
- Strecken Sie sich von der rechten Fußaußenkante durch den ganzen Körper bis in die rechte Hand hinein – und darüber hinaus …
- Ermessen Sie über die diagonale Streckung die ganze Ausdehnung und alle Möglichkeiten Ihrer Angelegenheit oder Vision.

Wirkung: lässt uns die volle Ausdehnung unserer Kraft spüren.

»Der stehende Halbmond«

Bei dieser Übung strahlen Sie im Halbmond aus der Mitte heraus in alle Richtungen. Sie spüren Ihre **Erdung** und die **Ausdehnung der Kraft** in alle Richtungen:

- Kreisen Sie den rechten Arm zurück zum Körper und legen Sie die rechte Hand auf Ihr Kreuzbein.
- Setzen Sie die Fingerspitzen der linken Hand zwei Fußlängen und ein wenig nach links verrückt auf die Erde, heben Sie Ihr rechtes Bein so weit wie möglich nach oben und bringen Sie wieder die rechte Schulter über die linke.
- Wenn sich die Schultern übereinander befinden, strecken Sie den rechten Arm in Verlängerung des linken zum Himmel und heben den Blick Richtung rechte Hand.
- Ermessen Sie die komplette Ausdehnung Ihres Körpers in alle Richtungen und strecken Sie sich aus der Mitte heraus.
- Kommen Sie aus der Haltung heraus, indem Sie sich in die Hocke begeben, runden Sie Ihre Wirbelsäule, entspannen Sie den Kopf und wandern Sie mit der Aufmerksamkeit nach innen in Ihre Mitte.
- Führen Sie nun den gesamten Zyklus auf der anderen Seite durch, indem Sie den Ausfallschritt aus dem »Berg« heraus mit dem linken Bein nach hinten beginnen.
- Am Ende des Zyklus legen Sie sich aus der Hocke heraus in die »Endentspannung« wie weiter oben beschrieben (siehe »Anfangs- und Endentspannung«) oder wie beim nun folgenden »Bonding mit der Erde«.

  Wirkung: lässt uns auch in ungewöhnlichen Situationen geerdet und in Balance bleiben.

Eine »Endentspannungshaltung«, die das Urvertrauen stärkt

Der Begriff »Bonding« bezeichnet den Bindungsprozess zwischen einem Neugeborenen und seiner Mutter (oder auch seinem Vater) kurz nach der Geburt. Es gibt nach der Geburt etwa eine Stunde lang eine besonders sensible Phase für diesen Prozess, der das Urvertrauen eines Menschen enorm stärkt. Er findet hauptsächlich über Hautkontakt, Duft und Wärme statt, wenn das Neugeborene idealerweise gleich nach der Geburt auf dem Bauch der Mutter liegen kann. Hierbei wird außerdem das Bindungshormon Oxytocin gebildet und ausgeschüttet, das auch als »Kuschelhormon« bezeichnet wird und unser Glücksempfinden stärkt.

Auf der energetischen Ebene sind sicherlich die Bauchchakren (Wurzel-, Sakral- und Solarplexuschakra) intensiv beteiligt an diesem Geschehen. Heutzutage wird den meisten Müttern und Kindern auch im Krankenhaus, ebenso bei nicht idealen Geburtsbedingungen wie zum Beispiel beim Kaiserschnitt, die Möglichkeit dieser natürlichen Intimität gegeben, da die Wichtigkeit für die Entwicklung der Kinder und auch die der Mütter mittlerweile bekannt ist. In den »klinischen« fünfziger und sechziger Jahren war es leider üblich, die Neugeborenen erst mal in die Luft zu halten, mit einem Klaps auf den Po zu begrüßen, dann zu »säubern« und gleich zu untersuchen. Dies hat das Bonding nicht gerade gefördert, doch kann es bis zu einem gewissen Grade sogar nachgeholt werden. In den sechziger und siebziger Jahren hat sich sogar eine spezielle Bondingtherapie entwickelt, die besonders erfolgreich bei Drogensüchtigen angewendet wurde.

Genießen Sie die wohlige und Urvertrauen schenkende Wirkung unserer Bondingübung mit Mutter Erde. Die Übung kann als »Endentspannung« nach der Yoga-Praxis eingesetzt werden oder aber auch als alleinstehendes Ritual, wenn Sie sich etwas Gutes gönnen wollen und Ihr Urvertrauen Stärkung braucht. Legen Sie sich zu diesem Zwecke eine angenehme Decke zurecht und »beduften« Sie vielleicht den Raum mit einem für Sie angenehmen, sinnlichen Aroma. Gut geeignet sind hier zum Beispiel Ylang-Ylang, Sandelholz oder Rosenöl.

Wunderbar ist diese Übung auch in der freien Natur auszuüben. Ziehen Sie im Geiste oder mit einem Stöckchen einen Schutzkreis auf einer Wiese, einer Waldlichtung oder am Strand … Legen Sie sich bäuchlings hinein und genießen Sie das Aufgehobensein und Getragenwerden durch Mutter Erde.

»Bonding mit Mutter Erde«

Diese Übung stärkt unser **Urvertrauen**, unsere **Sinnlichkeit** und schenkt uns ein wohliges, **erfülltes Körpergefühl:**

- Legen Sie sich auf den Bauch, legen Sie die Hände übereinander und machen Sie so ein Polster für eine Schläfe. Ziehen Sie eventuell ein Bein an.
- Lassen Sie Ihre Körperlandschaften mit den Landschaften der Erde verschmelzen.
- Spüren Sie Ihr Herz auf der Erde klopfen und lassen Sie Ihren Bauch um den Nabel herum weich werden.
- Spüren Sie, wie Ihr Herz gemeinsam mit dem Herzen von Mutter Erde schlägt.
- Lassen Sie nun eine imaginäre Nabelschnur aus Ihrem Nabel heraus Richtung Erdmittelpunkt wachsen.
- Lassen Sie die Energie aus dem feurigen Erdmittelpunkt über Ihren Nabel 5 bis 10 Minuten in Ihren Bauchraum hineinströmen und Ihren ganzen Körper vom Bauch heraus genährt werden, bis Sie sich von innen ganz wohlig erfüllt wahrnehmen.
- Bedanken Sie sich nun von Herzen bei Mutter Erde, verabschieden Sie sich und ziehen Sie dann langsam die vorgestellte Nabelschnur wieder zurück in Ihren Körper.

- Spüren Sie auch bewusst Ihre wohlig warme Haut, räkeln Sie sich langsam wieder auf der Erde und werden Sie mit jedem Atemzug wieder etwas wacher.
- Legen Sie sich dann noch ein paar Atemzüge in die Embryo-Stellung auf eine Seite.
- Kommen Sie langsam mit hängendem Kopf und geschlossenen Augen zum Sitzen.
- Legen Sie zum Schutz noch einen Moment Ihre Hände um den Nabel herum auf Ihren Bauch.

Wirkung: unterstützend bei Suchttendenz und Liebeskummer.

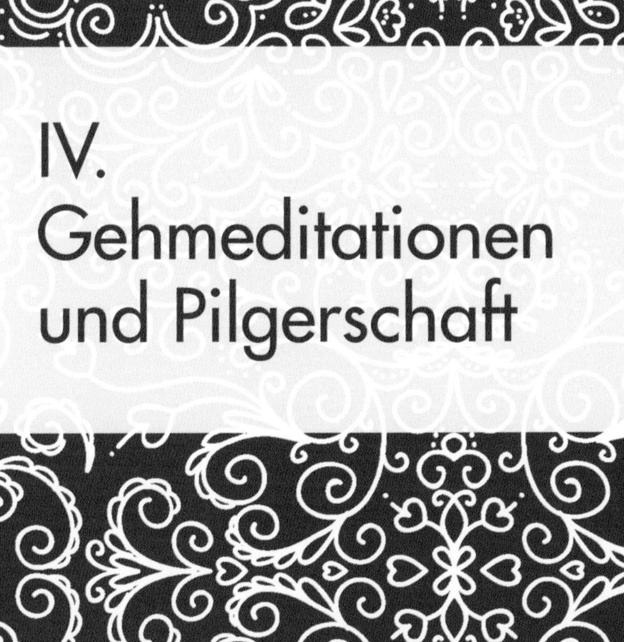

IV. Gehmeditationen und Pilgerschaft

»Wenn Unklarheit die Sicht vernebelt, können Gehrituale dazu dienen, den unsichtbaren Weg in traumwandlerischer Sicherheit zu finden.«

Anonym

Der Weg durch den heiligen Raum

Es gibt verschiedene Möglichkeiten, eine Gehmeditation oder eine Pilgerschaft zu gestalten. Dies kann auf traditionelle Art – in fast allen großen Religionen gibt es die Tradition der Pilgerschaft – oder auch ganz einfach auf Ihre Weise sogar im Alltag passieren. Wichtig ist dabei immer das »Setting«, die Gestaltung eines Rituals, das sich durch Ihre ganz persönlichen Postulate, die Nutzung der Kräfte der Natur und die Verfügbarkeit eines »heiligen Raums« beziehungsweise Wegs verdeutlicht. Sie können dabei Ihren ganz persönlichen heiligen Raum oder Weg bestimmen, oder Sie nutzen bereits geschaffene wie zum Beispiel eine Kirche, eine alte Pilgerstätte oder eine Pilgerstrecke, etwa den Jakobsweg.

Eine große oder kleine Pilgerschaft eröffnet uns immer neue Wege durch die bewegte Innenschau auf unser Leben. Wer eine Pilgerschaft erlebt hat, kehrt als neuer Mensch in sein Leben zurück.

Gehmeditation

Bei dieser Art von Gehmeditation, die übrigens auch in der christlichen Tradition in Klöstern geübt wurde und wird, geht es beim Gehen nicht um das Ziel, sondern um das Gehen selbst. Der Weg – und Ihre Wahrnehmungen – sind sozusagen das Ziel.

Es geht bei dieser Meditationsform also nicht darum, irgendwohin zu gelangen und anzukommen. Jeder Schritt ist so bedeutend wie der vorige. Das Gehen selbst ist das Thema. Dieses kann beliebig variiert werden, um die volle Aufmerksamkeit zu erlangen. Wenn Sie zum Beispiel einen sehr durchsetzungsstarken Beruf ausüben und dabei wohl im intensiven Fersengang unterwegs sind, kann es für Sie sicherlich eine gute Erfahrung sein, diese Meditation auch mal im Ballengang auszuprobieren. Wichtig ist aber immer, dass die Art des Gehrituals für Sie einfach bleibt.

Außerdem ist diese Art von Meditationserfahrung gut auf den Alltag zu übertragen, da wir meist in Bewegung sind und so lernen können, uns auch in unseren alltäglichen Verrichtungen achtsamer zu bewegen.

Von außen betrachtet, klingt diese Meditation wie eine trockene Aufgabe, wenn Sie dies tatsächlich einmal ausprobieren, werden Sie aber sehr interessante Sinneserfahrungen machen, die äußerst erfüllend und alles andere als trocken sind.

Sehr schön ist es auch, diese Art von Meditation im Freien oder zumindest bei geöffnetem Fenster auszuführen. Sie werden eine starke Verbindung zur Schöpfung wahrnehmen und wieder spüren, dass wir tatsächlich Teil der Natur sind und harmonisch mitschwingen und versorgt werden, wenn wir achtsam sind.

Auch im schlimmsten Menschengewühl eines Samstags in der City kann man Gehmeditation üben. Die Mönche der buddhistischen Pagode Pat Hue aus Frankfurt unternehmen gelegentlich eine Gehmeditation in der Fußgängerzone. Diese einfache Achtsamkeitspraxis verhilft einem zu mehr Gelassenheit, mehr Geistesruhe und mehr innerem Frieden.

Wie dieser innere Frieden sogar unsere Umgebung beeinflusst, konnte ich unvergesslich vor mehr als dreißig Jahren als junger Mensch auf einer Reise nach Paris erfahren. Auf den Treppen vor Sacre-Cœur fielen mir drei Tauben auf, die sich um einige Krumen Baguette stritten.

Genau an dieser Stelle begann ein Straßenkünstler mit seiner Bewegungsperformance auf die oben beschriebene Weise, indem er sich sehr langsam und achtsam bewegte. Nach kurzer Zeit ließen die Tauben von den Brotkrumen ab, plusterten sich auf und bewegten sich wie hypnotisiert nur noch sehr, sehr langsam auf dieselbe Art und Weise wie der Pantomime.

Zen-Gehmeditation (Kinhin)

Eine der einfachsten und trotzdem effektivsten Methoden des meditativen Gehens ist die Zen-Gehmeditation. Diese Übung ist wie gesagt im Grunde eine **Achtsamkeitsmeditation**, die sehr gut geeignet ist für Einsteiger, da es aus unserem hektischen Alltag heraus oft leichter fällt, in Bewegung zu einer geistigen Achtsamkeit zu gelangen als in einer erzwungenen Ruhe wie beim Sitzen. Meditierende, die es nicht schaffen, stundenlang ruhig zu sitzen, finden in der Gehmeditation eine angenehme Abwechslung, die den **Geist** ebenfalls **fokussiert**. Diese Gehmeditation ist ideal geeignet zur **Stressbewältigung** und öffnet ganz natürlich unsere Sinne:

- Geben Sie sich für eine bestimmte Strecke (etwa 8 Meter), die Sie vorher festlegen (Schaffung des heiligen Raums), etwa eine Viertelstunde Zeit und gehen Sie sie im absoluten Zeitlupentempo. Jede Abrollbewegung des Fußes darf mindestens 3 bis 4 gleichmäßige Atemzüge dauern. Ihr Blick ist dabei entspannt, Sie fixieren nichts.
- Setzen Sie dabei den »entspannten Blick« ein, den jeder kennt, wenn uns allein bei einer Tasse Tee die Gedanken frei und die Gesichtszüge weich werden, wir in Tiefenentspannung vor uns hin blicken und dabei eigentlich den ganzen Raum wahrnehmen.
- Spüren Sie währenddessen ganz bewusst, welche Bereiche des Fußes den Boden, die Erde, berühren, was sich unter Ihren Füßen befindet, wie Sie langsam das Gewicht im ganzen Körper verlagern,

welche Muskeln für die Bewegung nötig sind und welche Sie wieder entspannen können. Nehmen Sie Ihren Atem wahr und auch den Raum um Sie herum, die Atmosphäre und die Stimmung.

Wirkung: sehr zentrierend und erdend. Stärkt die Wahrnehmung in unseren Füßen.

Das Labyrinth, eine »Instant-Pilgerschaft«

Das Labyrinth ist eins der ältesten Symbole der Menschheit und in fast allen Kulturen anzutreffen. Es ist ein Symbol des Lebens und in seiner Konstruktion am Quadrat (Erde) und am Kreis (Kosmos) beziehungsweise an der Spirale (Leben) orientiert.

Es wurde in alten Kulturen wohl zu verschiedensten Jahreskreisfesten genutzt, aber auch bei Hochzeiten, Geburten und Hauseinweihungen. Die älteste Form, die Urform des Labyrinths, ist das kretische Labyrinth, das sieben Umgänge hat. Diese Form kann man noch heute an vielen alten Kultstätten in Skandinavien finden. In der christlichen Kultur wurde das Labyrinth dann weiterentwickelt zum gotischen Labyrinth, wobei die Anzahl der Windungen vervielfacht wurde und auch eine Betonung auf das in der Mitte gelegene Kreuz hinzukam. In vielen bedeutenden Kathedralen kann man Bodenlabyrinthe finden, eines der berühmtesten und schönsten ist wohl das Rosenlabyrinth von Chartres.

Das Besondere am Labyrinth im Gegensatz zum Irrgarten ist die Tatsache, dass es im Labyrinth nur einen Weg gibt, der sicher zur Mitte führt. Beim Irrgarten gibt es viele Wege, die Idee des Irrgartens ist die Zerstreuung und Belustigung. Wenn man hingegen ein Labyrinth begeht, kann man die Erfahrung der Zentrierung und des Geführtwerdens machen, da man zwar in Mäanderbewegungen mal näher, mal ferner zur Mitte, aber sicher zur Mitte geleitet wird.

Beherzigt man die Regel im Labyrinth, die Grenzen einzuhalten, wird man auf verschlungenen Wegen zur Mitte geführt, was oft den Erfahrungen auf unserem Lebensweg entspricht, wenn wir uns der göttlichen Führung anvertrauen. Auf dem Weg in einem Labyrinth ist also das Erleben des Geführtwerdens ***möglich***, das einer Gotteserfahrung sehr nahekommen kann, die am intensivsten in der Mitte ist. Hier sind wir ganz bei uns angekommen, haben die Außenwelt hinter uns gelassen und machen im besten Falle die Erfahrung des Einsseins und der Verbindung mit der Schöpfung.

Wenn wir das Labyrinth für eine Gehmeditation auf der Sinnsuche oder mit einer wichtigen Frage nutzen, wird daher der Weg hinein in das Labyrinth auch als der »Weg des Helden« bezeichnet. Es bedarf durchaus des Mutes, sich aus der »Alltagswelt« aufzumachen in die »Anderswelt«, die gewohnten Wege hinter sich zu lassen, sich der inneren Führung anzuvertrauen und sich gegebenenfalls auch selbst ins Gesicht zu sehen. In der Mitte angekommen, erfahren wir immer ein mehr oder weniger großes Glücksgefühl. Wir haben es geschafft! Auch wenn es teilweise aussichtslos aussah, sind wir doch tatsächlich in der Mitte – eventuell auch im Kern unserer Frage oder unseres Problems – angelangt.

In der Mitte haben wir dann meist das Bedürfnis, ein wenig zu bleiben; wir genießen es, ganz bei uns und bei Gott oder der Schöpfung zu sein. Das Zentrum des Labyrinths ist ein Ort des Verweilens – aber nicht der Ewigkeit, solange wir noch unter den Lebenden weilen. Denn nun geht es an den Weg des Herzens oder der Liebe. Theoretisch könnten wir ja in der Mitte des Labyrinths bleiben, wir haben gefunden, was wir gesucht haben, und alles ist wunderbar. Nun steht es aber an, das Erfahrene ins Leben, auch ins alltägliche Leben unter den Menschen, in die Alltagswelt einzubringen. Daher ist der Weg aus dem Labyrinth heraus ebenso wichtig wie der Weg hinein. Der »Weg des Helden« hat nur einen Sinn, wenn er auf dem Weg hinaus zum »Weg des Herzens« und der Liebe wird, um so letztlich der menschlichen Gemeinschaft und unserer Verbundenheit untereinander und mit der Schöpfung zu dienen. Aus der Mitte des Labyrinths bewusst wieder hinauszutreten und sich auf den Weg ins »normale« Leben zu machen ist ein bewusster Akt der Liebe. Der Liebe zu sich selbst, zu Gott und zu den Menschen.

Mit dieser bewussten Ausrichtung und Gestaltung eines Rituals können Sie ein Labyrinth wunderbar nutzen für eine »Instant-Pilgerschaft« und müssen so nicht unbedingt auf einem der großen Pilgerwege wandern. In Deutschland und Europa hat eine wahre »Renaissance« der Labyrinthe eingesetzt, und Sie können mittlerweile vielerorts auf dem Land und in Städten begehbare Labyrinthe finden (siehe zum Beispiel www.begehbare-labyrinthe.de) oder sich selbst eins gestalten (siehe den Abschnitt »Kreative Möglichkeiten, ein Labyrinth zu nutzen« im Anschluss an die Beschreibung der nächsten Übung).

Der Weg des Helden

Alle Gedanken, Gefühle, Wahrnehmungen und Begegnungen jeglicher Art, die Sie auf dem Weg und in der Mitte des Labyrinths machen werden, sind **Ihre** Erfahrungen, **Ihre** Zeichen, wenn Sie so möchten. Nehmen Sie diese Erfahrungen bis in die Tiefe Ihrer Zellen auf und tragen Sie sie dann **bewusst** wieder über die Schwelle, den Ausgang **ins Leben hinein:**

- Überschreiten Sie bewusst die Schwelle aus der »Alltags-« in die »Anderswelt« eines Labyrinths mit einer inneren Frage, einer Suche oder einer bewussten Ausrichtung auf ein Thema. Die Schwelle stellt in dem Fall der Eingang des Labyrinths dar.
- Das Tempo, mit dem ein Labyrinth begangen wird, kann sehr individuell sein. Hören Sie auf Ihre Körperimpulse und auf die Weisheit Ihres Körpers. Manchmal sind wir sehr zügig und kraftvoll unterwegs, und manchmal möchten wir lieber an manchen Stellen verweilen.
- Manche Menschen nehmen sich ein kleines Ritualbüchlein mit auf den Weg und schreiben ihre Wahrnehmungen kurz nieder. Das kann hilfreich sein, um die Ernsthaftigkeit des Unterfangens zu unterstreichen und sich möglicherweise auch später wieder zu erinnern. Jede

auch noch so kleine Wahrnehmung ist wichtig, selbst wenn sie zunächst bedeutungslos erscheint.
Wirkung: führt uns auf verschlungenen Wegen zur Mitte, kann uns die Erfahrung des Einsseins und der Verbindung mit der Schöpfung vermitteln.

Kreative Möglichkeiten, ein Labyrinth zu nutzen

Wenn Sie sich wie inzwischen sehr viele Menschen vom Labyrinth »infiziert« fühlen, können Sie sich auch selbst ein Labyrinth gestalten. Dies kann im Kleinen wie im Großen geschehen und hat immer auch seine spezielle Wirkung. Das Labyrinth muss nicht in jedem Fall begangen werden, um seine Wirkung zu zeigen. Schon das Nachfahren mit dem Finger eines Labyrinths hat seine Wirkung, wie dies zum Beispiel in einem alten Fingerlabyrinth am Domeingang in Lucca möglich ist. Bereits die Gestaltung eines Labyrinths mit einem Stift hat seine Wirkung.

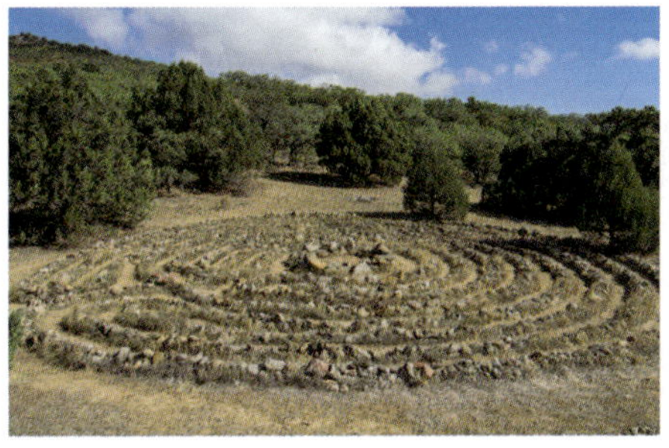

Kretisches Labyrinth

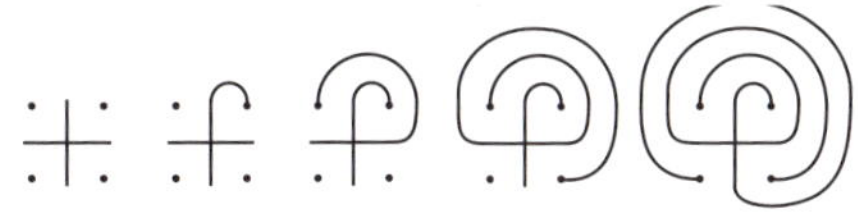

Konstruktion eines einfachen Labyrinths

Was ist Ihre erste Assoziation, wenn Sie ein Labyrinth betrachten? Ja, es erinnert an unser Gehirn mit seinen beiden Hälften und dem Mittelteil. In der Tat weiß man heute aus der Gehirnforschung und aus den Erfahrungen mit der Kinesiologie – einem alternativmedizinischen Diagnose- und Behandlungskonzept –, dass

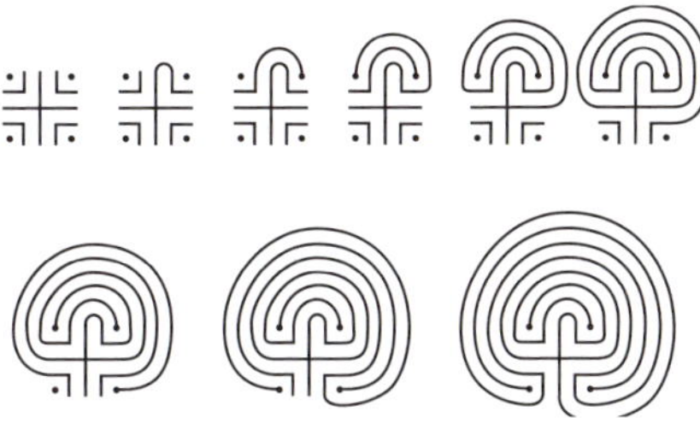

Konstruktion eines kretitischen Labyrinths

Mäanderbewegungen mit dem Körper ausgeführt (zum Beispiel in Form der liegenden Acht), wobei wir die Körpermitte kreuzen, unsere Gehirnhälften ausgleichen.

Um ganzheitliche Erfahrungen zu machen und nachhaltig zu lernen, sollten beide Gehirnhälften beteiligt sein. Die rechte Gehirnhälfte ist eher für intuitive, musische und gefühlsmäßige Erfahrungen zuständig, die linke ist dem rationalen, mathematischen und logischen Denken zugeordnet. Um ganzheitlich etwas zu begreifen und nachhaltig zu lernen, ist eine Aktivierung und Nutzung beider Hemisphären nötig. Dies passiert bei der Beschäftigung mit einem Labyrinth.

Wie bereits angedeutet, hat allein schon die Betrachtung eines Labyrinths eine ordnende Wirkung auf unser Gehirn. Intensiviert wird diese Wirkung, wenn wir selbst ein Labyrinth mit dem Stift konstruieren und dann den Weg des Helden und des Herzens mit einem Rotstift nachfahren. Dies ist eine meiner Lieblingsübungen mit Kindern, die unter Lernschwierigkeiten und Unlust zu Hausaufgaben leiden. Vor den Hausaufgaben ein Labyrinth zu zeichnen baut sie zuerst schon mal auf, wenn sich die Form des Labyrinths »geschlossen« hat. Die Kraft dieses Akts ist gleich spürbar, und ein erstes Erfolgserlebnis stellt sich ein. Dann mit dem Rotstift den Weg des Helden verfolgt, der, in der Mitte angekommen, dort vielleicht eine kleine (gesunde) Süßigkeit vorfindet, gleicht wunderbar die Gehirnhälften aus, zentriert und ist somit eine gute Vorbereitung für die anstehenden Aufgaben. Natürlich sollte man nicht den Weg des Herzens, der Liebe zu den Hausaufgaben vergessen!

Für kleine Kinder empfiehlt sich natürlich zunächst die einfache Form des Labyrinths. Die Kleinen sind aber erstaunlich schnell in der Lage, ein kretisches Labyrinth zu zeichnen. Vielleicht versuchen Sie es erst mal auf einem großen Papier mit Wachsmalkreiden.

Sie können aber auch mit einer kleinen Gruppe von Kindern im Wald ein Tannenzapfenlabyrinth bauen. Mit einem Stöckchen vorgezogen, ist es schnell gelegt und anschließend auch für Geschicklichkeitsspiele (zum Beispiel ein hartgekochtes Ei oder einen Apfel auf einem Löffel balancieren) wunderbar geeignet.

Die großen Kinder unter uns haben vielleicht auch Spaß daran, im Urlaub am Strand mit einem Besenstiel ein begehbares Labyrinth zu zeichnen. Sie werden mit Sicherheit auch die Erfahrung machen, dass es Passanten anzieht, neugierig macht und uns zusammenbringt.

Dieses alte Symbol hat eine innere Kraft und Schönheit, die uns sehr tief berühren kann.

Anhang

Mit dem Herzen gehen

Wir Menschen leben wie auch Tiere und Pflanzen in einer symbiotischen Verbindung mit Mutter Erde, und ein Energieaustausch ist ständig vorhanden. Abgesehen davon nimmt uns Mutter Erde immer genau so, wie wir sind, ohne uns zu beurteilen, was wir besonders gut erfahren können, wenn wir uns in Entspannung der Erde einfach hingeben und uns tragen lassen, etwa wie in mehreren Übungen dieses Buches beschrieben wurde.

Wir sind immer getragen, auch durch die Schwerkraft. Wenn wir dies aber bewusst zulassen, in Entspannung auf der Erde, können wir dieses große Getragenwerden, dieses tiefe Urvertrauen wieder wahrnehmen, was uns durch das Getrenntsein von der Erde und zu viel Ausrichtung auf unsere Sinne im Kopf oft verlorengegangen ist. Dieses Urvertrauen wiederzuerlangen ist ein Ziel des Yoga der Erde und der Ganzheitlichen Fußschule.

Über die Füße sind wir auch auf eine kollektive Art und Weise mit der Erde verbunden: Im Grunde haben wir in fast allen Lebenssituationen ständig Kontakt zwischen Füßen und Erde, außer wir stehen kopf … Das ist allen Menschen gemeinsam. Über die Erde und unsere Füße sind wir miteinander verbunden.

Ein Ziel des Yoga der Erde ist es letztlich auch, seinen Frieden auf dieser Erde zu finden, durch die Erfüllung, die uns zuteilwird, wenn wir unseren ganz individuellen Weg auf diesem Planeten gehen und damit auch unsere Lebensaufgabe erkennen und ihr entsprechen. Diesen Weg können wir über unsere Füße finden, wenn wir mit dem Herzen gehen. Je mehr Menschen ihren Weg in Frieden finden, umso friedlicher wird auch unsere Erde.

Dank

Ich danke den vielen Menschen, die in den vielen letzten Jahren vertrauensvoll ihre Füße in meine Hände gelegt haben,

… meinem Mann Manfred, der mir den Rücken freihält, damit ich meine Erfahrungen machen kann,

… meinem Sohn Luca, der immer an mich glaubt,

… meinem Sohn Franziskus, der so ein offenes Herz hat,

… dem Musikus René, der mich moralisch unterstützt hat.

Quellen

Candolini, Gernot: *Die Faszination der Labyrinthe*, Kösel, München 2004

Eco, Umberto: zitiert nach Weiss, Isabella Maria (s. u.)

Estés, Clarissa Pinkola: *Die Wolfsfrau*, Heyne, München 1996

Greb, Peter: *GODO. Mit dem Herzen gehen. Der Gang des neuen Menschen*, Koha, Burgrain, 3. Aufl. 2005

Hagena, Christian: *Grundlagen der Terlusollogie. Praktische Anwendung eines bipolaren Konstitutionsmodells*, Haug, Stuttgart 2013

Heisel, Stefan: www.seminare.ballengang.de [Stand: 01.02.2016]

Ingham, Eunice D.: *Geschichten, die die Füße erzählen können*, 2 Bde., Verlag Ernst Vögel, Stamsried 2010 (1938)

Larsen, Christian: *Gut zu Fuß ein Leben lang*, Trias, Stuttgart 2004

Linn, Denise: *Praxisbuch Vision Quest. Selbstfindung in der Einsamkeit der Natur*, Lüchow, Bielefeld, 1. Aufl. 2003

Marquardt, Hanne: www.fussreflex.de [Stand: 01.02.2016]

Sharamon, Shalila, und Bodo J. Baginski: *Das Chakra-Handbuch*, Windpferd, Oberstdorf, 56. Aufl. 2014

Weiss, Isabella Maria: *Leben auf FREIEM Fuß*, Verlag Isabella Maria Weiss, o. O., 1. Aufl. 2013

Wetzel, Shanti C.: *Feet-Reading*, Bio Verlag Ritter, Tutzing, 3. Aufl. 2012

Verzeichnis der Übungen

Im Folgenden finden Sie in der Reihenfolge ihres Erscheinens alle Übungen dieses Buches noch einmal aufgelistet. Übungen, die in bestimmten Sequenzen wiederholt ausgeführt werden, sind hier nur bei der Erstnennung erwähnt.

Anfangs- und Endentspannung

Yoga-der-Erde-Zyklus 1: Die »Lebensübungen«

Yoga-der-Erde-Stehhaltungen

Yoga-der-Erde-Zyklus 2: »Der Berglöwe«

Eine »Endentspannungshaltung«, die das Urvertrauen stärkt

Gehmeditationen und Pilgerschaft

Kontakt und Bezugsquellen

In der Ganzheitlichen Fußschule »Augen-der-Erde« von Susanne Kinzelmann-Gullotta können Einzelsitzungen gebucht werden, in denen Hilfe zur Selbsthilfe bei den verschiedensten Fußproblemen geboten wird.

Der SPIRALWELLENPROZESS®
Des Weiteren wird das Wissen der Ganzheitlichen Fußschule regelmäßig als Fortbildung zum Ganzheitlichen Fußberater (SPIRALWELLENPROZESS®) für Therapeuten und Laien angeboten.

Die METAMORPHOSESALBE
Zur unterstützenden Fußbehandlung auf ganzheitlicher Ebene eignet sich ausgezeichnet die METAMORPHOSESALBE von Amarna. Sie wirkt auf mehreren Ebenen und enthält ausgewählte Blütenessenzen, Steinelexiere und ätherische Öle.

Ich verwende dieses Produkt seit vielen Jahren bei jeder Fußbehandlung und auch zur Selbstmassage.

Bezugsquelle Metamorphosesalbe:
unter.www.amarna-creation.de

Bezugsquelle »Swingpointer«:
über Susanne Kinzelmann-Gullotta

Susanne Kinzelmann-Gullotta
»Augen-der-Erde« Die Ganzheitliche Fußschule
Hirschau 2
86989 Steingaden
Tel.: 08862 213395
E-Mail: lamaat@gmx.net
www.augen-der-erde.de

Die Autorin steht für Buchpräsentationen, Vorträge, Workshops und Seminare zur Verfügung.

Bildnachweis

Fotos

Fotoproduktion:
Fotografie: Lisa Martin, Renate Forster | Haare/Make-up: Nilgün Konya | Model: Verena Kaup | Styling: Anka Hartenstein

Alle weiteren Fotos

Muster aller Aufmacher: shutterstock (Elizaveta Parfinenko);
Mensch: shutterstock (design36): 32; Labyrinth: thinkstockphoto (possum1961): 159

Illustrationen

Sabine Timmann (www.infografik-hamburg.de), außer:
Brigitta Lionello (www.amarna-creation.de): 47

Für die freundliche Unterstützung der Fotoproduktion danken wir den Firmen: www.yogistar.com (Yogistar Vertriebs GmbH, Wendelins 1a, D-87487 Wiggensbach); Kama Yoga (www.kama-yoga.de); Mandala (www.mandala-fashion.com) und der Firma Wellicious (www.Wellicious.com).